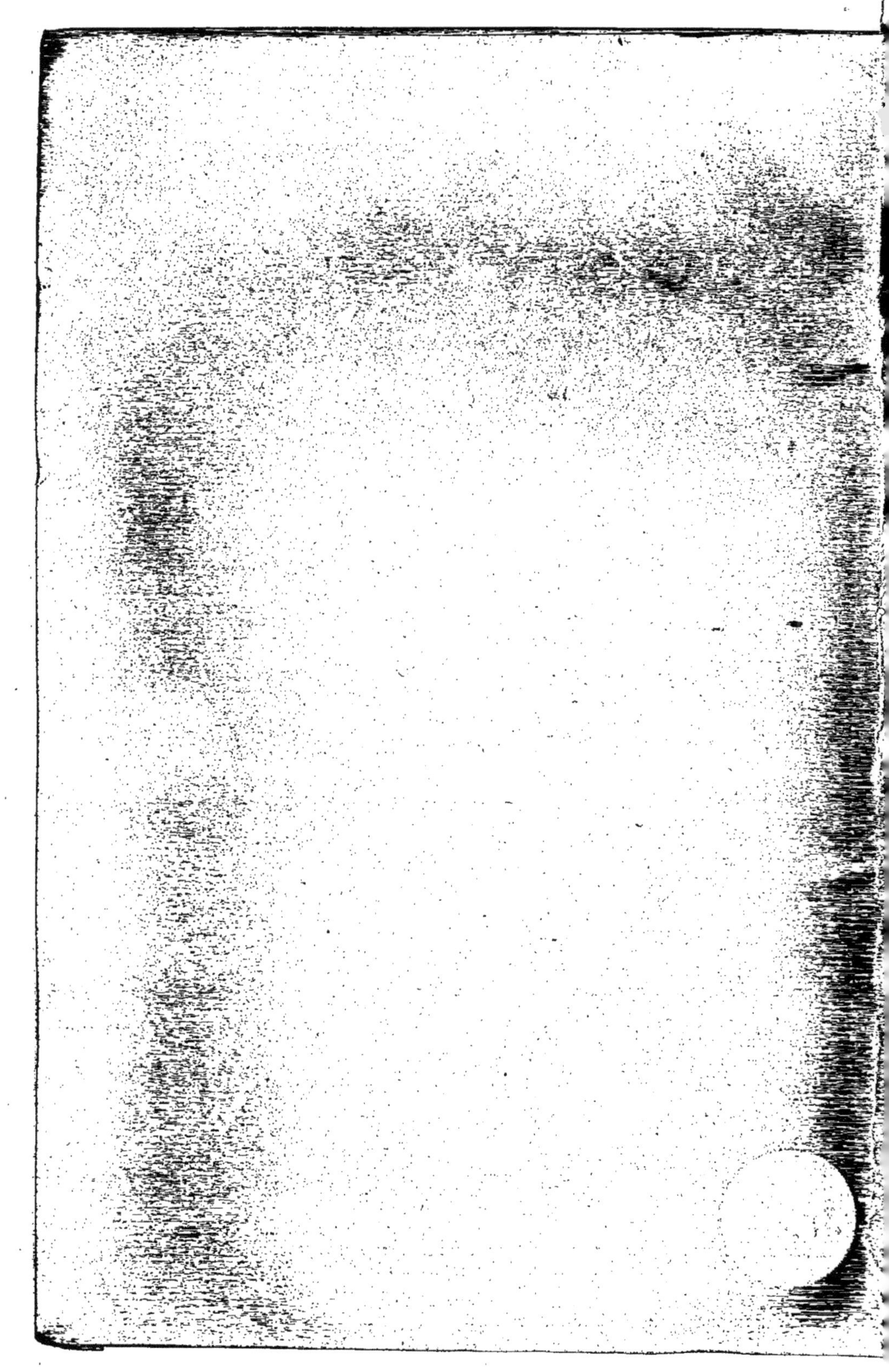

EXPOSÉ

DES TRAVAUX

DE

E. JEANSELME

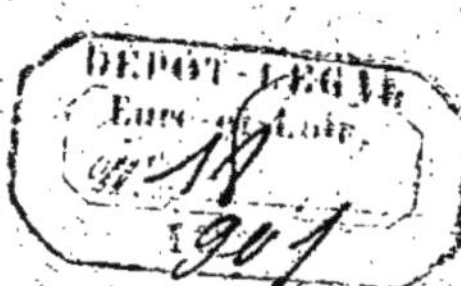

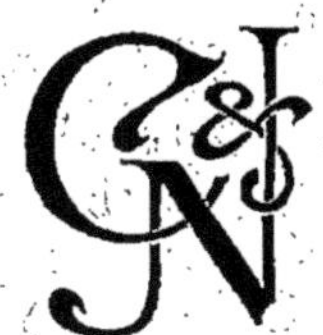

GEORGES CARRÉ ET C. NAUD, ÉDITEURS

EXPOSÉ

DES TRAVAUX

DE

E. JEANSELME

MÉDECIN DES HOPITAUX

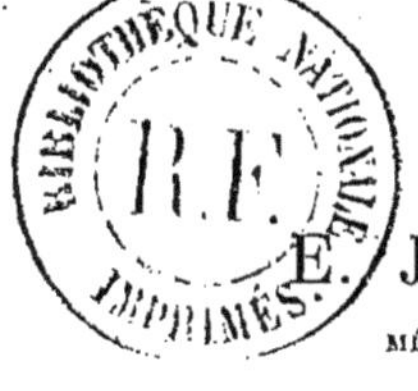

JANVIER 1901

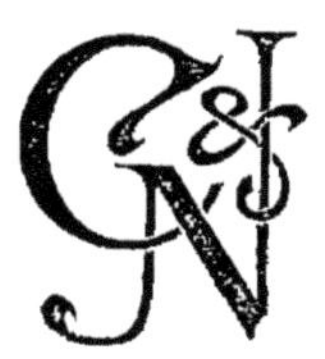

PARIS

GEORGES CARRÉ ET C. NAUD, ÉDITEURS

3, RUE RACINE, 3

1901

INTRODUCTION

———

Ma vie médicale presque tout entière a été consacrée à l'étude de la dermatologie.

Interne de M. Hallopeau en 1888, je restai attaché à ce service d'abord en qualité de chef de laboratoire, puis comme assistant de consultation.

Médecin des hôpitaux en 1896, je me rendis en Bretagne pour observer sur place la maladie de Morvan et chercher les éléments du diagnostic différentiel entre cette affection et la lèpre dont je poursuivais l'étude depuis plusieurs années.

Désigné par le Gouvernement pour prendre part aux travaux de la Conférence internationale de la lèpre qui se réunit à Berlin en octobre 1897, je communiquai à cette assemblée plusieurs mémoires, notamment sur la diffusion du bacille de Hansen par la voie nasale, sur l'anesthésie et les altérations de la moelle dans la lèpre neurotique.

En 1898, je fus chargé par M. le Ministre de l'Instruction publique et par M. le Ministre des Colonies de rechercher les moyens propres à enrayer la lèpre dans les colonies françaises de l'Extrème-Orient. Pour remplir cette mission, je visitai d'abord les divers départements de l'Indo-Chine française (Cochinchine, Cambodge, Annam et Tonkin). Puis je traversai la province chinoise du Yunnan et je descendis l'Irraouaddy depuis Bhamo jusqu'à Rangoon. Après avoir relâché à Poulo Penäng et Singapore, je visitai les établissements sanitaires de Java. De retour en Cochinchine, je me rendis au Siam et remontai ensuite le Mékong depuis son embouchure jusqu'à la frontière de Chine.

Dans le cours de ce voyage qui dura un an et demi, je recueillis de nombreux matériaux sur la *lèpre* et sur plusieurs autres maladies exotiques, en particulier sur le *béribéri*, sur le *pian*, sur la *syphilis*, sur

le *tokelau*, sur la *variole* qui est le fléau le plus meurtrier de la péninsule indo-chinoise.

La plus grande partie de cet exposé sera consacrée à ces recherches
encore inédites ou en cours de publication. J'aborderai ensuite l'analyse
d'un certain nombre de mémoires concernant la dermatologie et les
autres branches de la pathologie interne.

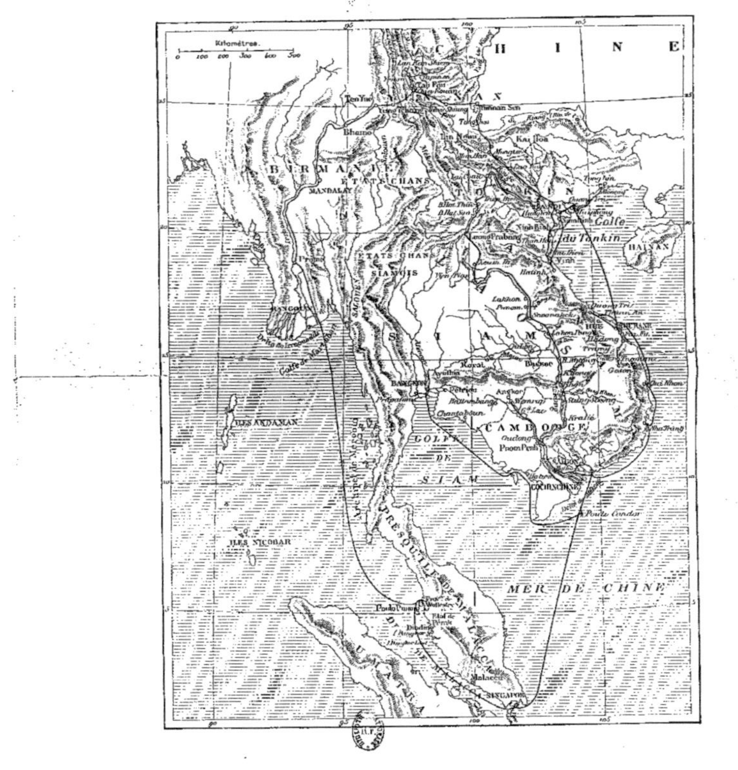

Kilomètres.
CHINE
BIRMANIE
ÉTATS CHANS
MANDALAY
Bhamo
Golfe du Tonkin
HAINAN
ÉTATS CHANS SIAMOIS
RANGOON
Delta de l'Irrawaddy
Golfe de Martaban
SIAM
BANGKOK
Battambang
Anghor
Chantaboun
CAMBODGE
Oudong
Pnom Penh
COCHINCHINE
Poulo Condor
ILES ANDAMAN
GOLFE DE SIAM
ILES NICOBAR
PRESQU'ILE DE MALACCA
DÉTROIT DE MALACCA
SUMATRA
Malacca
SINGAPORE
MER DE CHINE

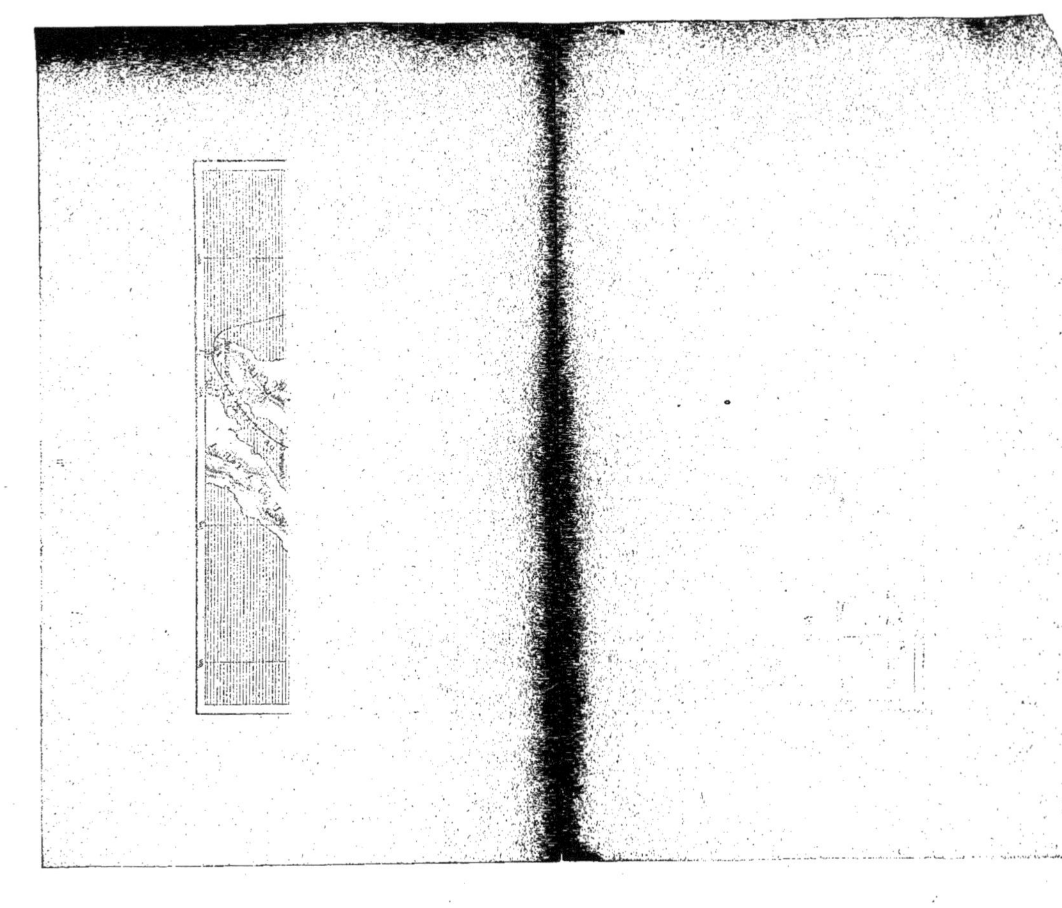

MALADIES EXOTIQUES

I. — LA LÈPRE

La lèpre. — Leçons cliniques faites à l'hôpital Saint-Antoine (novembre-décembre 1896). *Presse médicale,* octobre 1897.

Des localisations de la lèpre sur le nez, la gorge et le larynx. — (En collaboration avec M. Laurens). *Soc. méd. des hôpitaux,* juillet 1897.

Des troubles sensitifs de la lèpre. — *Soc. méd. des hôpitaux,* juillet 1897.

Sur une poussée érythrodermique avec troubles nerveux dans le cours de la lèpre. — (En coll. avec M. Hallopeau.) *Bull. de la Soc. franç. de Dermat.,* 1895.

Sur une poussée aiguë de lèpre à manifestations multiples et plus particulièrement sur l'orchite aiguë lépreuse. — (En coll. avec M. Hallopeau). *Ann. de Dermat.,* 1893.

Deuxième note sur une poussée aiguë de lèpre et plus particulièrement sur ses localisations multiples dans les nerfs périphériques. — (En collab. avec M. Hallopeau). *Bull. de la Soc. franç. de Dermat.,* 1893.

Des manifestations oculaires de la lèpre. — (En collab. avec M. Morax). *Ann. d'oculistique,* décembre 1898.

Des troubles trophiques dans la lèpre. — Mlle Raïssa Volper. *Thèse,* Paris, 1898.

Syndrome de Morvan, syringomyélie et lèpre. — *Soc. méd. des hôpitaux*, juillet 1897.

De l'adénopathie sus-épitrochléenne dans la syringomyélie, type Morvan, et des causes d'erreur qu'elle entraîne dans le diagnostic avec la lèpre. — (En collab. avec M. Millian). *Soc. méd. des hôpitaux*, 27 mai et 2 juin 1898.

Lèpre et maladie de Morvan. — Examen bactériologique de deux fragments de peau prélevés sur des individus atteints de maladie de Morvan : résultat négatif. *Soc. méd. des hôpitaux*, février 1897.

Recherches du bacille de la lèpre dans un cas de *morphœa alba.* — *In* Hallopeau. *Soc. de dermat.*, 1893.

Le bacille de la lèpre et les lésions réactionnelles des tissus. *Presse médicale*, avril 1899.

Des localisations du bacille de la lèpre dans les divers organes. — *Presse médicale*, 8 et 15 décembre 1900.

Sur les altérations des cordons postérieurs dans la moelle des lépreux. — (En collab. avec M. Pierre Marie). *Rev. neurologique*, n° 21, 1898.

Etude sur la lèpre dans la péninsule indo-chinoise et dans le Yunnan. Paris, Georges Carré et C. Naud, 1900.

La conférence de Berlin et la prophylaxie de la lèpre. — *Presse médicale*, novembre 1897.

Rapport sur la lèpre en France et dans les colonies. — Conf. de Berlin (octobre 1897). Georges Carré et C. Naud, éditeurs, Paris.

Article **Lèpre.** — *Manuel de médecine de* Debove *et* Achard, tome IX, 1897.

DES LOCALISATIONS DE LA LÈPRE SUR LE NEZ, LA GORGE ET LE LARYNX

Cette étude a pour base l'examen de 26 lépreux. Sur ce nombre, 16 avaient des lésions des fosses nasales, de la bouche, de la gorge et du larynx directement imputables à la lèpre. Ces régions sont donc atteintes dans 60 pour 100 des cas. Mais cette statistique ne concerne que les formes tégumentaires ou mixtes et non la forme nerveuse.

I. — LÈPRE NASALE

Un enchifrènement persistant, une accumulation de croûtes obstruant les narines, quelques épistaxis, bref un *coryza chronique* banal, telle est souvent la première manifestation extérieure de la lèpre.

Cette précocité de la rhinite lépreuse nous porte à penser que le bacille de Hansen pénètre souvent dans l'organisme à la faveur d'une érosion insignifiante de la pituitaire.

Parmi les signes de la lèpre nasale, celui qui prime tous les autres, c'est l'*épistaxis*. Celle-ci peut avoir l'importance d'un signe révélateur, au même titre que l'hémoptysie dite prémonitoire de la tuberculose pulmonaire.

Les progrès du catarrhe nasal modifient peu a peu la configuration du nez. Quand le cartilage de la cloison cède, deux déformations peuvent se produire : ou bien le nez *se busque*, ou bien il prend la disposition *dite en lorgnette*. La fréquence de ces déformations est telle, que je les ai relevées 59 fois sur 282 cas de lèpre recueillis en Extrême-Orient.

L'examen rhinoscopique rend compte des troubles fonctionnels et des autres signes de la rhinite lépreuse. La pituitaire est turgescente, érodée et tuméfiée au niveau du segment inférieur de la cloison. Le plus léger attouchement avec le stylet sur cette zone hémorragipare provoque un écoulement sanguin. Plus tard, le cartilage diminue de consistance et la perforation est imminente. Celle-ci se forme à l'insu du malade ; elle occupe la partie inférieure de la cloison; elle est circulaire ou elliptique et toujours très régulière.

Quand la perforation est récente, le bord libre est épais, calleux et saigne facilement. Quand elle est ancienne, le pourtour est tranchant, la muqueuse est amincie, pâle et cicatricielle, ou bien elle semble normale comme au niveau d'un orifice physiologique.

Outre le coryza lépreux, on constate souvent sur la pituitaire de nombreux tubercules.

L'olfaction persiste toujours sans modifications notables. Il n'en est pas de même de la sensibilité générale. Ici, comme au niveau du tégument externe, l'*anesthésie* s'observe dans deux circonstances différentes. Elle peut être superposée aux tubercules ou être indépendante de toute manifestation éruptive. Souvent la muqueuse de la cloison, dans toute sa hauteur (et par conséquent dans des points qui ne sont nullement altérés), est tout à fait insensible. La sensibilité thermique est toujours plus intéressée que la sensibilité tactile.

L'examen bactériologique des sécrétions nasales nous a fourni des données qui intéressent à la fois la séméiotique et la prophylaxie.

Dans le muco-pus de rhinite lépreuse, comme dans le sang des épistaxis, on peut trouver le bacille de Hansen. Sur 12 sujets nous avons réussi à déceler, dès le premier examen, le bacille spécifique dans 8 cas. Certaines cellules étaient littéralement comblées par des micro-organismes ayant les caractères morphologiques et micro-chimiques du bacille de la lèpre. Chez d'autres sujets, les bacilles étaient extra-cellulaires et disséminés dans la préparation, mais ils étaient toujours agglutinés en grand nombre, de manière à former des *buissons* ou des *boules épineuses.* Cette disposition doit être retenue, car cette intrication permet d'affirmer, sans recourir à l'inoculation expérimentale, qu'il s'agit bien du bacille de la lèpre et non pas du bacille de la tuberculose.

Comme le coryza et les épistaxis sont souvent parmi les premiers symptômes de la lèpre, il en résulte qu'on peut, dès la période initiale, établir le diagnostic par l'examen bactériologique.

Depuis cette communication, j'ai eu l'occasion d'examiner un fragment de pituitaire qui avait été excisé pendant le cours d'une poussée de tubercules. Le foyer d'infiltration, dans la plus grande partie de son étendue, affleurait la couche profonde de l'épiderme. Au premier abord, la structure de celui-ci ne paraissait pas modifiée. Cependant un examen attentif démontrait la présence de bacilles distribués, par petits paquets entre les cellules crénelées de la couche de Malpighi. Quelques bacilles avaient pénétré dans le corps même de ces cellules et étaient couchés contre le noyau. En un point, la barrière épithéliale était forcée ; de nombreux amas bacillaires, libres ou entraînés par des cellules migratrices, s'étaient répandus dans la couche de Malpighi, encore reconnaissable aux gros noyaux pâles des épithéliums.

La surface libre du revêtement épithélial était recouverte de longues stries de muco-pus dans lesquelles étaient enrobés une énorme quantité de bacilles inclus ou non dans des leucocytes. Ces traînées de mucus bacillifère, qui provenaient évidemment d'une ulcération située au-dessus du point biopsié, montrent sur le fait le mécanisme de la dissémination du bacille de Hansen par la voie nasale.

II. — LÈPRE BUCCO-PHARYNGÉE

Il est fréquent d'observer, au niveau des commissures labiales, des plaques grisâtres, opalines, simulant à s'y méprendre des plaques muqueuses syphilitiques. L'orifice buccal peut être diversement déformé par les rétractions cicatricielles consécutives aux tubercules ulcérés. J'ai vu plusieurs fois son atrésie poussée au point qu'il pouvait à peine admettre l'extrémité du petit doigt.

Le dos de la langue est parsemé de placards ovalaires, dépapillés, grisâtres ou argentés, durs ou râpeux au stylet, ressemblant à des ilots de leucoplasie buccale. Tous les modes de sensibilité paraissent conservés au niveau de ces placards. De gros tubercules saillants, de nuance opaline, de consistance élastique et chondroïde peuvent être disséminés en plus ou moins grand nombre sur le dos de la langue. Ils se fusionnent souvent en une nappe mamelonnée dont la surface grisâtre paraît avoir été cautérisée avec du nitrate d'argent. Un sillon médian très profond parcourt la face dorsale dans toute sa longueur, et de chaque côté de cette scissure, des tubercules atteignant parfois un centimètre de hauteur sont disposés en bordure.

Toutes ces infiltrations lépromateuses sont absolument dépourvues de sensibilité. Les excitations les plus diverses sur les points qu'elles occupent ne sont suivies d'aucune réaction réflexe.

Malgré des altérations aussi prononcées, le goût est presque toujours conservé. Le sel, le sucre, le sulfate de quinine sont immédiatement reconnus.

En coïncidence avec les poussées aiguës tégumentaires, la voûte palatine peut être semée de gros tubercules grisâtres et aplatis.

La portion membraneuse du palais peut être envahie en totalité : elle perd sa mobilité et offre la consistance d'une plaque de cartilage. La luette est tuméfiée et rigide, souvent fixée en position vicieuse par des adhérences qui l'unissent à la face inférieure du voile du palais. Souvent elle est réduite à un moignon informe et finit par disparaître.

Les cicatrices consécutives aux ulcérations modifient profondément le voile du palais dans sa forme, sa situation et sa structure.

Les piliers, soudés deux à deux dans leur moitié supérieure, peuvent figurer une voûte d'arêtes dont la luette hypertrophiée représente la clé pendante.

Les piliers postérieurs peuvent être fusionnés avec la paroi du pharynx. Le voile est attiré en arrière et l'orifice naso-pharyngien est rétréci.

Inversement, les piliers antérieurs, rigides et rétractés peuvent entraîner le voile en avant, de sorte que l'espace vélo-pharyngien est considérablement accru. Il en résulte un certain degré d'insuffisance du sphincter qui permet le reflux des aliments solides et liquides dans les fosses nasales.

Souvent dans la lèpre, comme dans la tuberculose, la voûte palatine, quoique entièrement saine, est d'une pâleur remarquable.

III. — LÈPRE LARYNGÉE

L'épiglotte est la région du larynx qui est le plus souvent altérée. Quelques petits tubercules grisâtres et insensibles semés sur sa face laryngée, au voisinage du bord libre, ne donnent lieu à aucun trouble appréciable. Mais quand l'opercule s'épaissit et se transforme en une masse sphéroïdale très dure, attirée et maintenue au-dessus du vestibule du larynx par les replis aryténo-épiglottiques infiltrés et inextensibles, les fonctions du larynx sont gravement compromises.

Souvent la muqueuse inter-aryténoïdienne est plissée, épaissie, velvétique et recouverte de mucosités desséchées. Quelquefois tout le revêtement muqueux du larynx est le siège d'une véritable pachydermie.

Les troubles dyspnéiques ne sont pas rares et j'ai vu plusieurs malades succomber à la suite d'une sténose prononcée du larynx.

Les altérations de la voix sont très communes dans la lèpre à toutes ses périodes. Elles peuvent aboutir à l'aphonie absolue.

DE L'ANESTHÉSIE DANS LA LÈPRE

Des poussées éruptives, d'aspect varié, des modifications multiples de la sensibilité, tels sont les deux traits cliniques qui donnent à la lèpre une physionomie toute spéciale.

Suivant que l'une ou l'autre de ces manifestations prédomine, ou qu'elles se montrent en proportion sensiblement égale, la lèpre est dite tégumentaire, systématisée nerveuse ou mixte. Mais quelle que soit la forme de la lèpre, l'anesthésie occupe dans le complexus symptomatique une place importante et souvent même le premier plan.

Malgré sa constance, ce siège capital est encore imparfaitement connu. Je crois donc utile de reprendre son étude et, pour la mener à bonne fin, j'ai recueilli une centaine de schémas sur 25 lépreux hospitalisés dans les différents services de Saint-Louis.

Voici les résultats qui découlent de mes recherches :

1° *La répartition de l'anesthésie dans la lèpre est manifestement symétrique.* Quand la sensibilité frappe un membre, elle atteindra bientôt le membre homologue. De plus, l'anesthésie est ordinairement répartie d'une manière à peu près égale sur les quatre extrémités. Souvent même, l'anesthésie des membres inférieurs est plus étendue et plus précoce que celle des membres supérieurs. Dans la syringomyélie, au contraire, l'anesthésie souvent asymétrique, prédomine en général aux membres supérieurs ; elle peut même y siéger exclusivement ;

2° *L'anesthésie débute au niveau de l'extrémité libre des membres et remonte graduellement vers leur racine.* Presque éteinte à la main et au pied, la sensibilité est seulement émoussée au bras et à la cuisse ;

3° *L'anesthésie des parties profondes du derme est, en général, moins marquée et plus tardive que celle des parties superficielles.* A mesure que l'anesthésie progresse, elle descend de plus en plus bas dans la peau. Au début, le manteau d'anesthésie qui recouvre la région insensible est très mince ; une aiguille qu'on fait cheminer horizontalement dans le corps papillaire n'éveille aucune douleur, mais le malade proteste aussitôt que la piqûre intéresse le derme profond. Plus tard, la peau, devenue entièrement insensible, peut être traversée de part en part :

4° *Primitivement rubanée, l'anesthésie tend à prendre dans la suite le type segmentaire.*

Au membre supérieur, elle occupe d'abord le petit doigt, le bord cubital de la main et dessine, à la partie postéro-interne du bras et de l'avant-bras, une longue bande qui remonte à une hauteur variable, souvent jusqu'au coude, parfois jusqu'à l'aisselle dont la sensibilité reste toujours intacte.

Au membre inférieur, l'anesthésie frappe en premier lieu le gros orteil et le bord interne du pied, quelquefois son bord externe. A la même époque, une longue bande d'anesthésie commençant au bas de la jambe s'élève plus ou moins haut sur le versant externe du membre, atteignant le genou, le milieu de la cuisse ou même la région trochantérienne sur laquelle elle s'étale en raquette. Tôt ou tard la bande primitive d'insensibilité s'élargit et figure une gouttière dont les deux lèvres finissent par se souder. Le membre est alors engainé dans un fourreau d'anesthésie :

4° *Cette anesthésie segmentaire de la lèpre diffère par ses caractères essentiels de l'anesthésie segmentaire de la syringomyélie.* Soit par l'observation attentive des malades, soit par les renseignements qu'ils fournissent sur les premières phases de l'anesthésie, on peut arriver à cette conviction qu'au début l'insensibilité a été de forme rubanée. Jamais d'ailleurs les territoires anesthésiés ne sont limités par une ligne de démarcation d'une précision géométrique. Sur leurs confins, il existe une manchette de transition haute de 10 à 15 centimètres au niveau de laquelle le retour de la sensibilité se fait progressivement ;

6° *L'anesthésie n'occupe pas la zone de distribution périphérique d'un tronc nerveux, la disposition rubanée semble commandée par une altération des racines postérieures ou de la moelle.*

7° *L'anesthésie de la face et du tronc, sans être rare dans la lèpre, est moins fréquente qu'aux membres.* Elle ne dessine pas un masque ou une veste à limites nettes autour du corps ;

8° *Au début, tous les modes de la sensibilité ne sont pas simultanément abolis ; la thermo-analgésie l'emporte ordinairement de beaucoup sur l'anesthésie tactile.* A une période avancée, la dissociation imparfaite de la sensibilité fait place à l'anesthésie absolue. Très souvent, sur un même sujet, l'anesthésie tactile est encore franchement rubanée, alors que la thermo-analgésie est déjà parvenue à la période segmentaire ;

9° *Si l'on applique et maintient pendant un certain temps un corps froid ou chaud sur des régions peu sensibles, il est fréquent que le malade accuse une double sensation ; il reconnaît immédiatement le contact, puis, après cinq à huit secondes, il perçoit une sensation thermique affaiblie.* Ce curieux phénomène, dont j'ai constaté aussi l'existence dans la syringomyélie, est la conséquence de cette loi : plus une sensibilité est altérée, plus la sensation est lente à se produire. Le nombre des secondes qui s'écoulent entre la perception du contact et la perception de la température exprime, pour ainsi dire en chiffres, le degré d'altération de la sensibilité thermique ;

10° *Dans la lèpre, les perversions sensitives et les erreurs de localisation ne sont pas rares.* Le phénomène de la sommation est des plus nets ;

11° *L'anesthésie n'est pas circonscrite dans des limites invariables.* Elle comprend deux zones, l'une fixe qui correspond aux régions les premières et les plus profondément atteintes dans leur sensibilité, l'autre mobile au niveau de laquelle la sensibilité est seulement frappée de stupeur et non pas éteinte.

Des propositions précédentes, il ressort que l'anesthésie de la lèpre et celle de la syringomyélie offrent de nombreux points de ressemblance. Pourtant ces deux affections se distinguent, en ce qui concerne les troubles sensitifs, par des caractères importants que je résume dans les formules suivantes :

1° *L'anesthésie de la lèpre est toujours symétrique, d'abord rubanée, segmentaire dans la suite, imparfaitement dissociée, et d'intensité graduellement décroissante en allant de la superficie de la peau vers la profondeur, et de l'extrémité libre des membres vers leur racine ;*

2° *L'anesthésie de la syringomyélie est souvent asymétrique, presque toujours segmentaire d'emblée sur les membres et de forme vestimentaire sur le tronc, en général parfaitement dissociée et séparée par une limite tranchée des régions sensibles sus et sous-jacentes.*

MODIFICATIONS DE L'APPAREIL LOCOMOTEUR

Elles sont contemporaines des troubles sensitifs et trophiques, et, comme ces derniers, elles sont sous la dépendance de la névrite lépreuse.

Les altérations portent, d'une part, sur les muscles, organes actifs du mouvement, et d'autre part sur les squelette ; d'où des *amyotrophies*, des lésions des *os* et des *articulations*.

La face et les extrémités sont les régions dont la musculature est le plus souvent atteinte. Au visage, les muscles superficiels, ceux qui servent à l'expression des sentiments, sont presque exclusivement intéressés. Parfois c'est un trouble extrêmement léger, passager même, qui cause une légère asymétrie et donne au sujet un aspect grimaçant. Mais la *paralysie faciale* est loin d'être rare. Elle intéresse habituellement à la fois les deux branches de la septième paire, comme cela est la règle dans la paralysie d'origine périphérique. Il est exceptionnel qu'un lépreux soit frappé de *diplégie* ; dans ce cas, le masque facial inerte ne traduit plus les émotions ; les joues ayant perdu toute tonicité se gonflent passivement à chaque expiration ; la prononciation, surtout celles des consonnes labiales, est défectueuse ; la salive s'échappe de l'orifice buccal élargi par une sorte de rictus en travers qui n'est pas sans analogie avec celui des myopathiques. L'*insuffisance de l'orbiculaire des paupières* est un phénomène très fréquemment observé, et, comme il est parfois très précoce, il acquiert une grande valeur séméiologique. A la longue, cette inocclusion des yeux s'accompagne d'ectropion et d'épiphora, de conjonctivite, de kératite et d'opacité cornéenne, elle peut même entraîner la fonte purulente du globe oculaire.

Aux extrémités supérieures, les amyotrophies se traduisent par la déviation des doigts et par la disparition des reliefs musculaires. L'un des premiers signes constatables est assez fréquemment l'excavation *en forme de bateau* de la face dorsale des mains, produite par l'attitude en extension exagérée des phalanges. Souvent aussi les doigts reproduisent les divers types du *rhumatisme chronique*.

Mais la déformation la plus commune est certainement la *griffe cubitale*. C'est d'abord l'auriculaire qui s'incurve en crochet, puis les autres doigts prennent successivement la même attitude. Par suite de la disparition des masses musculaires des éminences thénar et hypothénar, la paume de la main, au lieu d'être excavée, figure une palette plane et même légèrement convexe, soulevée par les cordes tendineuses des fléchisseurs et par les têtes des métacarpiens. Le pouce ne fait plus saillie au-devant des autres doigts comme à l'état normal, il est rentré dans le rang et situé sur le même plan que les autres doigts. En somme, c'est la main *simienne*, telle qu'on l'observe dans l'atrophie musculaire du type Aran-Duchenne. Les mouvements d'opposition du pouce et du petit doigt, l'adduction et l'abduction sont impossibles ou seulement ébauchés, car les interosseux, et en particulier le premier interosseux dorsal, sont très atrophiés. Malgré des désordres aussi considérables, la main peut encore rendre des services, surtout quand la sensibilité subsiste, car les articulations ne sont ni douloureuses, ni ankylosées. Beaucoup de malades peuvent écrire et se livrer à d'autres travaux délicats. Pendant tout le moyen âge, les ladres exerçaient dans beaucoup de contrées la profession de cordiers qui exige des doigts assez déliés.

La griffe peut s'associer à un transport en masse des quatre derniers doigts vers le bord cubital de la main. Cette double déviation produit une imbrication et une distorsion très étrange des doigts. Cette attitude *en coup de vent* paraît être la conséquence de poussées aiguës de *pseudo-rhumatisme lépreux*, pendant lesquelles les doigts gonflés en rave sont peu douloureux.

Aux membres inférieurs, les petits muscles de la région plantaire sont d'abord atteints, et les mouvements des orteils sont obscurs. Mais ces atrophies causant peu de troubles fonctionnels passent ordinairement inaperçues. Au contraire, l'*impotence fonctionnelle du groupe antéro-externe* de la jambe qui se traduit d'abord par la chute du gros orteil, puis par la chute du pied tout entier et par le *steppage*, attire toujours l'attention. L'attitude des extrémités inférieures en varus équin, l'impossibilité de relever la pointe du pied qui oscille dans tous les sens quand on imprime des secousses à la jambe, rappellent tout à fait les névrites périphériques d'origine toxique. Plus tard, la rétraction tendineuse peut immobiliser le pied en varus équin.

J'ai entrepris, avec le concours de M. Huet, des recherches sur l'état électrique des muscles et des nerfs. Nos examens n'ont porté jusqu'ici que sur 4 malades. Elles établissent : 1° que les nerfs gros et noueux et les muscles qui en dépendent peuvent ne présenter qu'une *diminution simple et peu accusée* de leur excitabilité électrique ; 2° que les muscles atrophiés donnent, en général, la *réaction de dégénérescence*.

Chez les malades que nous avons examinés, l'atrophie musculaire et la réaction de dégénérescence étaient cantonnées dans des territoires nerveux bien définis ; elles s'étendaient à toute une branche nerveuse (nerf péronier), ou à tout un rameau nerveux (nerf médian à la main). Mais, dans un territoire donné, les fibres nerveuses étaient atteintes à des degrés différents. Ces quelques données nous portent à penser que les atrophies musculaires et les modifications électriques qui les accompagnent sont plutôt sous la dépendance de névrites périphériques que d'altérations de l'axe médullaire.

En outre, nous croyons que l'examen électrique des nerfs ne peut pas contribuer à faciliter le diagnostic différenciel entre la lèpre et la syringomyélic.

A mon avis, on n'a pas accordé jusqu'ici, à l'étude des *réflexes,* toute l'attention qu'elle mérite. D'après les recherches que j'ai faites sur 24 lépreux, les réflexes rotuliens n'étaient normaux que dans 4 cas ; six fois ils étaient diminués ou même abolis. Ils étaient, au contraire, plus forts et plus prompts qu'à l'état normal chez 6 malades, et manifestement exagérés chez 8. Trois de ces derniers avaient de la trépidation épileptoïde à un léger degré. L'état de la réflectivité de la moelle semble donc indiquer que le rôle de l'axe spinal, dans la symptomatologie de la lèpre, n'est pas aussi effacé qu'on le croit généralement. Toutefois, le sujet appelle de nouvelles recherches, car les réflexes, comme les troubles sensitifs, présentent des variations quotidiennes considérables.

Très souvent, aux atrophies musculaires s'associent des altérations variées du squelette. Leur ensemble constitue ce qu'on appelle la *lèpre mutilante.*

Celle-ci est l'aboutissant de lésions destructives de nature très différente. Une *crevasse* profonde, qui ouvre une articulation ou dénude les os, peut déterminer la chute d'un doigt ou d'un orteil, et même de la main ou du pied. La *gangrène sèche* peut produire la momification et l'élimination d'une portion plus ou moins étendue d'un membre. Les *maux perforants,* si fréquents au cours de la lèpre, peuvent atteindre les phalanges et déterminer leur exfoliation. Souvent aussi des *panaris,* suivis de nécrose, attaquent successivement presque tous les doigts et les orteils. Le syndrome de Morvan peut en effet être réalisé, non seulement par la syringomyélie, mais aussi par la lèpre.

La *résorption spontanée* est un phénomène d'une grande fréquence. L'extrémité des doigts s'effile ; les phalangettes et quelquefois les phalangines diminuent de hauteur, et les articulations qui les unissent offrent une laxité anormale.

Par suite d'altérations trophiques portant à la fois sur les os et les surfaces articulaires, les pieds subissent un tassement énorme d'avant en arrière, la voûte plantaire s'effondre et les extrémités inférieures prennent la forme d'un pilon ou d'un pied d'éléphant.

LES MANIFESTATIONS OCULAIRES DE LA LÈPRE

Étude, faite en commun avec M. Morax, de l'appareil visuel de 15 lépreux ; sur ce nombre, 11 présentaient des lésions oculaires d'origine lépreuse.

Il est fréquent que des tubercules lépreux se développent sur la conjonctive bulbaire. Ils se présentent sous l'aspect de petits nodules translucides, de couleur blanc sale, qui se détachent nettement sur un fond d'injection vasculaire. Ces lépromes, qui sont situés plus profondément qu'ils ne le paraissent, font souvent corps avec l'épisclère ou les couches superficielles de la sclérotique. Ils ne diffèrent pas par leur structure de ceux qu'on observe sur les autres muqueuses. Ils contiennent de grandes cellules vacuolaires, des globi et des amas de bacilles situés de préférence au voisinage des vaisseaux.

En dehors des poussées aiguës, on voit souvent, de part et d'autre du limbe cornéal, un épaississement de la conjonctive blanchâtre ou jaunâtre, de forme triangulaire, au niveau duquel la vascularisation est un peu plus marquée. Les deux nappes d'infiltration peuvent se confondre en haut et en bas de manière à dessiner une sorte de chémosis autour de la cornée. Cet épaississement est dû au dépôt de cellules bourrées de bacilles dans la couche sous-épithéliale de la conjonctive.

Sur huit sujets qui avaient des lésions conjonctivales en activité, nous n'avons trouvé le bacille de la lèpre dans les larmes que dans un cas. Nous considérons donc comme trop absolue l'opinion de Babès qui croit à la présence presque constante du bacille de la lèpre dans le cul-de-sac conjonctival, et qui l'y aurait constaté souvent dès le début, alors qu'il faisait défaut dans le mucus nasal.

Les manifestations oculaires de la lèpre se cantonnent dans la majorité des cas sur le segment antérieur du globe. Le limbe scléro-cornéen et la région ciliaire sont de véritables lieux d'élection pour le bacille de Hansen.

La cornée est envahie par une infiltration cellulaire interstitielle, tantôt diffuse, tantôt nodulaire. Toutes les couches de la cornée peuvent être intéressées, mais le plus habituellement les superficielles seules sont lésées. Dans l'infiltration nodulaire qui s'observe si souvent au début des poussées, on constate, immédiatement au-dessous de la membrane de Bowmann, de petits amas de cellules dont quelques-unes sont bourrées de bacilles et offrent tous les caractères des cellules lépreuses de Virchow. On voit aussi des bacilles libres dans les espaces interlamellaires. Ces lésions peuvent entraîner la vascularisation de la cornée (*pannus leprosus*); les vaisseaux néoformés se développent dans les couches superficielles, et non dans la profondeur comme cela s'observe dans la kératite interstitielle syphilitique. Les ulcères de la cornée sont toujours consécutifs à une néoformation lépreuse dont le point de départ est le parenchyme cornéen ou la région ciliaire.

Les couches superficielles de la sclérotique et l'épisclère contiennent souvent des nodules lépreux qui peuvent rétrocéder spontanément ou donner lieu à une infiltration en nappe dont les limites dépassent rarement en arrière la zone d'insertion des muscles droits.

L'iris et le corps ciliaire peuvent être envahis par une éruption de petits nodules lépreux microscopiques ou par des amas plus considérables formant une petite tumeur qui dissocie le limbe et vient se faire jour à l'extérieur. Les cellules lépreuses et les amas de bacilles prédominent au niveau de la racine de l'iris et dans le muscle ciliaire dont les cellules musculaires sont parfois littéralement farcies de bacilles de Hansen.

L'infiltration de la région ciliaire entraîne des troubles de la nutrition qui peuvent amener l'opacification du cristallin. Parfois l'atrophie du globe oculaire est la conséquence de ces lésions.

Les adhérences de l'iris avec la capsule du cristallin peuvent déterminer un excès de la tension intra-oculaire et un glaucome secondaire avec ou sans distension staphylomateuse de la cornée.

La rétine peut contenir de petits nodules lépreux; mais cette lésion assez rare ne s'observe que dans la portion périphérique de la membrane. Il est tout à fait exceptionnel que des foyers lépreux se localisent dans le nerf optique.

Dans la lèpre neurotique, la cornée peut perdre sa transparence par suite de l'inocclusion des paupières ou de l'anesthésie cornéenne. Cette lésion ne diffère en rien de la kératite neuro-paralytique ou de la kératite par lagophthalmie qui survient en dehors de la lèpre.

À Mandalay, à l'époque de la mousson du sud-ouest, quand le vent souffle avec violence, les ophthalmies de toutes natures, si fréquentes chez les Birmans, subissent une recrudescence notable. Beaucoup de lépreux ont alors des altérations oculaires très graves, et plusieurs perdent la vue.

LA LÈPRE GÉNITALE

Le testicule lépreux est incomparablement plus fréquent que l'orchite syphilitique ou tuberculeuse. Sur 131 hommes hospitalisés à la léproserie de Mandalay, j'ai constaté 46 fois cette localisation.

Le début peut être marqué par des poussées aiguës coïncidant avec les éruptions tégumentaires, ou bien la localisation génitale s'établit à froid, d'une manière insidieuse, et presque à l'insu du malade.

En général, la lésion consiste en une *orchi-épididymite*, presque toujours *double*. L'épididyme et la glande fusionnés forment une masse volumineuse et compacte. Tantôt la surface est lisse comme de l'ivoire. Tantôt elle est hérissée de tubercules durs comme des grains de plomb ou garnie d'un blindage de nodules pisiformes. Quelquefois l'infiltration reste limitée à la queue de l'épididyme, mais elle est en général mieux circonscrite que dans la tuberculose. La vaginale, libre et non adhérente, est rarement distendue par un épanchement abondant. Les fistu-

les testiculaires sont fort rares et paraissent dues à l'association de la lèpre avec la tuberculose. Les cordons restent souples ; les vésicules séminales et la prostate ne contiennent pas de nodules. Ces caractères négatifs sont d'une grande importance pour établir le diagnostic différentiel.

Des tubercules ulcérés, durs comme des chancres infectants, peuvent se développer sur le bord libre du prépuce. Ils restent isolés ou se réunissent de manière à constituer un *phimosis lépreux*. Le pourtour du méat est assez souvent le siège d'un léprome circonscrit ou diffus, de consistance scléreuse, qui englobe une partie plus ou moins considérable du gland.

Une pléiade de ganglions indolents et mobiles occupe les aines. Aussi la confusion avec la syphilis n'est-elle pas rare. Dans un cas d'induration péri-urétrale, j'ai pu exprimer du méat une grosse goutte de pus grisâtre qui contenait un grand nombre de bacilles.

Quand la lèpre apparaît avant la puberté, le sujet subit ordinairement un *arrêt de développement* comparable à celui qu'on observe dans la syphilis infantile héréditaire ou acquise. La taille reste au-dessous de la moyenne, le système pileux est peu fourni, la voix est grêle ; les testicules peuvent être réduits au volume d'une amande ou même d'un noyau de cerise. La glande atrophiée de consistance scléreuse ou au contraire d'une mollesse anormale, contient parfois des tubercules. Des lésions aussi accusées entraînent nécessairement la stérilité.

L'orchite lépreuse ne paraît pas être le résultat d'une infection locale par la voie génitale. La localisation testiculaire n'existe jamais à l'état isolé ; ses recrudescences sont toujours en connexion avec des poussées tégumentaire ou névritique. C'est donc une orchite d'origine hématogène contre laquelle l'intervention chirurgicale n'est d'aucune utilité.

DIAGNOSTIC DE LA LÈPRE

Il existe des formes *frustes*, et même *monosymptomatiques*, dont l'unique signe apparent est une tache achromique et insensible, un mal perforant plantaire ou une induration limitée à un segment circonscrit d'un ramuscule nerveux superficiel.

Le diagnostic de la *syringomyélie, type Morvan*, avec la lèpre mutilante, offre parfois des difficultés insurmontables. Je résume, dans les deux propositions suivantes, les caractères différentiels des deux affections :

Dans la lèpre mutilante, les panaris affectent indifféremment les doigts et les orteils ; l'anesthésie est d'abord rubanée et ne devient segmentaire que dans la suite ; elle est distribuée aux quatre membres et respecte en partie la face et le tronc ; la paralysie faciale est très fréquente et d'origine périphérique; les nerfs cubitaux sont fusiformes ou noueux; la scoliose fait constamment défaut; la trépidation épileptoïde est très rare, et, quand elle existe, c'est seulement à l'état d'ébauche.

Dans la syringomyélie, type Morvan, les panaris restent très souvent cantonnés aux extrémités supérieures, parfois même à une seule main; l'anesthésie prend la forme vestimentaire, la paralysie faciale est rare et d'origine centrale; les nerfs cubitaux sont normaux ou, du moins, peu amplifiés et noueux; la trépidation épileptoïde est commune et la scoliose est très fréquente.

Chaque fois que l'étude clinique est impuissante à résoudre le problème diagnostique, la recherche du bacille de Hansen s'impose. Mais s'il est facile de le déceler dans les tubercules et les taches érythémato-pigmentaires, il est souvent impossible de le mettre en évidence dans les nerfs, et surtout dans les taches achromiques.

Or, c'est précisément dans les formes aphymatodes que la recherche bactériologique est le plus utile.

Dans ces cas douteux, la recherche du bacille de Hansen dans le mucus nasal peut rendre de grands services. Les résultats que j'ai obtenus sont très encourageants; dans deux cas appartenant à la forme maculo-anesthésique, le bacille de la lèpre pullulait dans les fosses nasales.

Le pus des panaris, que ceux-ci soient sous la dépendance de la lèpre ou de la syringomyélie, ne renferment que les microbes vulgaires de la suppuration. Des traumatismes, insignifiants quand les doigts et les orteils ont leur résistance normale, deviennent l'origine de dégâts irréparables quand les tissus sont en état d'hyponutrition et d'ataxie vaso-motrice. De là ces suppurations multiples qui sont une complication fréquente de l'une ou l'autre maladie.

Quand la preuve bactériologique ne peut être faite, il faut rechercher ce que je propose d'appeler les *stigmates permanents* de la lèpre, à savoir : 1° l'anesthésie disposée en îlots au niveau des taches hyperchromiques ou achromiques, ou répartie symétriquement aux extrémités des membres; 2° le gonflement et l'état moniliforme des nerfs accessibles à la palpation et surtout des nerfs cubitaux; 3° la chute des sourcils; 4° les cicatrices superficielles, lisses et gaufrées que les tubercules et les bulles de pemphigus laissent après eux au niveau des coudes et des genoux; 5° la rhinite et les épistaxis, qui sont souvent les signes initiaux et révélateurs de la lèpre; 6° les altérations oculaires; 7° les altérations des organes génitaux.

Une adénopathie sus-épitrochléenne, consécutive à des panaris mutilants, peut adhérer au nerf cubital et simuler un état moniliforme de ce tronc nerveux. Il faut donc, avant de faire fond sur ce symptôme réellement pathognomonique, s'assurer que les nonures font corps avec le nerf et ne sont pas extrinsèques.

ANATOMIE PATHOLOGIQUE DE LA LÈPRE

Dans une série d'articles, j'ai étudié :

1° L'histoire naturelle du bacille de Hansen ;

2° La pénétration du bacille de la lèpre dans les tissus et les réactions cellulaires qu'il provoque : *Leprazelle* ou cellule de Virchow ; — *Riezenzelle* ou cellule géante lépreuse ; — boules bacillaires ou *globi* ; — *Plasmazelle* ;

3° Les localisations du bacille de la lèpre dans les divers organes : lèpre tégumentaire, lèpre nerveuse, lèpre sensorielle ; la lèpre viscérale ;

4° Les infections secondaires ;

5° La destruction du bacille de Hansen dans les tissus, les trêves et la guérison spontanée de la lèpre ;

6° Les données pratiques qui découlent de l'étude anatomique de la lèpre : le diagnostic bactério-clinique, les voies d'émission du bacille, les indications prophylactiques.

Mes recherches ont porté plus spécialement sur l'étude anatomique de la rhinite, de la glossite et de la laryngite lépreuses ; sur les altérations du foie, de la rate et du testicule ; et surtout sur les modifications du système nerveux.

A. — Ce qui distingue la névrite lépreuse de celle qu'on observe dans le cours de la plupart des maladies bactériennes, c'est que l'agent microbien dont elle relève agit directement sur les nerfs, y produit des nodules infectieux et détermine des lésions à la fois interstitielles et parenchymateuses. — La névrite commence par les expansions périphériques des nerfs ; elle y est, sauf exception rare, plus prononcée que dans les gros troncs, et sur ceux-ci les altérations sont beaucoup plus accusées que dans les racines spinales. Mais l'intensité des lésions n'est pas graduellement décroissante de la périphérie vers le centre, parce que de nombreux foyers lépreux s'échelonnent sur le trajet du nerf. — Le bacille est le plus souvent apporté par la voie sanguine, comme le prouvent l'épaississement des petits vaisseaux et les nodules miliaires qui les avoisinent. — De là, le bacille peut gagner les tubes nerveux et proliférer dans l'intérieur de la gaine de Schwann.

En employant la méthode de Nissl, j'ai observé des altérations peu prononcées, mais incontestables des grandes cellules motrices de la moelle. D'une manière générale, celles-ci semblent diminuées de nombre et de volume. Des îlots de cellules présentent un certain degré de chromatolyse, en particulier dans la zone périnucléaire. Quelques éléments isolés ont pris la forme sphéroïdale ; leurs prolongements sont peu évidents et le noyau occupe une situation excentrique. J'ignore quelle est la signification de ces altérations cellulaires, elles paraissent être secondaires à un processus névritique, mais je ne me crois pas en droit de l'affirmer, car, dans une maladie à évolution essentiellement chronique, la moelle peut être accidentellement influencée par de nombreux agents toxiques ou infectieux. Malgré des recherches réitérées, je n'ai pas pu constater la présence du bacille de Hansen dans les cellules des cornes antérieures.

J'ai communiqué en 1897, à la conférence de Berlin, les résultats que j'ai obtenus en examinant la moelle de cinq lépreux par la méthode de Weigert-Pal. J'émettais l'hypothèse que la dégénération des cordons postérieurs, dans les cas soumis à mon observation, était probablement d'origine endogène. Depuis lors, M. Pierre Marie et moi nous avons repris cette étude et nous croyons pouvoir formuler les conclusions suivantes :

Il existe, non pas dans tous les cas de lèpre, mais avec une certaine fréquence (4 fois sur 5) une dégénération des fibres nerveuses dans les cordons postérieurs. Cette altération porte surtout sur les cordons de Goll, mais frappe aussi le cordon de Burdach, et dans 2 cas sur 5 elle atteignait dans ceux-ci certains territoires qui ne sont pas pris dans le tabes vulgaire au début. Ainsi dans ces deux cas, au niveau de la région lombaire, nous avons noté une diminution très notable du nombre des fibres nerveuses dans tout le champ du cordon postérieur, à l'exception de la zone cornu-radiculaire. Or, c'est précisément celle-ci qui dégénère exclusivement dans le tabes incipiens. Dans la région cervicale, nous avons relevé une altération du cordon de Goll et du triangle formé par la réunion du bord postérieur de la moelle avec l'extrémité postérieure de la corne correspondante (triangle cornu-marginal) ; or, ce triangle est une des portions des cordons postérieurs qui sont le plus souvent conservées dans le tabes vulgaire.

De ces constatations il résulte donc que les lésions des cordons postérieurs que nous avons observés dans deux cas de lèpre sont essentiellement différentes de celles du tabes. Cette dissemblance s'augmente encore si l'on veut bien remarquer que, dans nos cas de lèpre, les lésions des racines postérieures, recherchées sur des coupes et des dissociations, étaient très peu prononcées. Elles n'étaient même indéniables que dans deux ou trois des dernières racines sacrées. En tout cas, on ne constatait rien d'analogue à la dégénération si complète des racines postérieures dans le tabes.

De même, le réseau des fibres nerveuses des colonnes de Clarke qui, dans le tabes, disparaît presque entièrement, était bien visible dans nos deux cas. Il convient cependant de remarquer que dans le tiers ou le quart postéro-interne des colonnes de Clarke, ce réticulum était beaucoup plus pâle que dans les régions externes. Il y a là quelque chose de spécial qui ne saurait être comparé à la dégénération tabétique, car celle-ci atteint la masse de la colonne de Clarke, et peut-être même tout particulièrement sa portion externe.

En somme, la topographie de la sclérose pour les deux cas dont nous avons fait une étude spéciale était exactement l'inverse de celle qui appartient au tabes. Si donc on admet que, dans celui-ci, le processus est pour une bonne part *exogène,* c'est-à-dire lié aux altérations des racines postérieures, on se trouve porté à penser que les dégénérations ci-dessus décrites reconnaissaient vraisemblablement une origine endogène prédominante.

Mes recherches sur les altérations de la moelle ne fournissent aucun argument en faveur de l'hypothèse émise par M. Zambaco qui considère la syringomyélie et la maladie de Morvan comme des variantes de la lèpre. Du reste, je n'ai pas observé un seul cas de ces deux maladies dans les nombreux foyers d'endémie lépreuse de la péninsule indochinoise.

B. — Contrairement au bacille de Koch, le bacille de Hansen forme souvent des amas nombreux dans la paroi ou même dans la lumière des capillaires viscéraux.

Ils infiltrent aussi parfois les vaisseaux de plus gros calibre.

Sur une coupe qui comprenait à la fois un ganglion épitrochléen, le brachial cutané interne et la veine basilique, j'ai trouvé une infiltration lépromateuse intense de ces divers organes. La tunique interne de la veine était transformée en un véritable léprome en nappe contenant d'innombrables cellules de Virchow bourrées de bacilles. Beaucoup de celles-ci affleuraient la surface interne du vaisseau, qui n'était pas thrombosé, ou étaient situées en plein courant sanguin. Les deux tuniques externes, moins intéressées, contenaient de nombreuses colonies bacillaires.

C. — Les modifications que la lèpre imprime aux *éléments figurés du sang* n'ont pas été étudiées jusqu'ici d'une manière méthodique. M. Dominici et moi nous avons entrepris des recherches hématologiques sur huit lépreux dont le début de l'affection remontait à plusieurs années.

Ces recherches, quoique bien insuffisantes, nous ont donné quelques résultats constants :

a) L'hypochromie existe chez tous les sujets examinés ;

b) Celle-ci peut être une corrélation avec l'hypoglobulie, comme dans les anémies simples. Mais le nombre des globules rouges peut être proportionnellement moins diminué que le taux de l'hémoglobine, ou même être normal, comme dans la chlorose ;

c) Parfois, il y a une légère hyperleucocytose passagère en rapport avec une poussée aiguë.

D. — Certaines circonstances dont le déterminisme nous échappe, peuvent entraîner la destruction du bacille de Hansen dans les tissus. M. Hallopeau et moi, nous avons pu suivre, pendant une période de cinq ans, un lépreux chez lequel le bacille, constaté bactériologiquement, disparut totalement après avoir provoqué des accidents oculaires, testiculaires et névritiques d'une violence inouïe. A cette poussée suraiguë succéda une rémission remarquable. Pendant quatre années, il n'y eut pas un seul retour offensif de la lèpre, et le malade aurait sans doute survécu longtemps, malgré des mutilations irréparables qui le confinaient au lit, s'il n'avait contracté la tuberculose.

Les deux poumons étaient infiltrés d'énormes blocs caséeux creusés de cavernes. L'examen microscopique montra que les altérations relevaient exclusivement de la tuberculose. L'étude histologique a porté sur la plupart des organes et des tissus : la peau, prélevée au niveau des taches achromiques, la muqueuse linguale, le ganglion épitrochléen droit (qui avait été très volumineux pendant la poussée aiguë), le poumon, l'intestin, le foie, la rate, le corps thyroïde, le rein, le testicule, l'épididyme, le canal déférent, les vésicules séminales, la prostate, les nerfs cubital et sciatique poplité externe, les nerfs collatéraux des doigts, les racines postérieures, les ganglions spinaux et la moelle.

Dans la plupart des organes, on notait une sclérose prononcée des vaisseaux. La muqueuse linguale, le nerf cubital et les testicules étaient presque entièrement transformés en tissu fibreux ; de petits nodules infectieux étaient disposés au voisinage des vaisseaux. Dans la moelle, les cordons postérieurs étaient dégénérés. *Dans aucun des organes, je n'ai pu constater la présence du bacille de Hansen ou des cellules vacuolisées de Virchow. Le bacille de la tuberculose et la caséification ne s'observaient que dans le poumon.*

Ainsi donc, le bacille de la lèpre, après avoir envahi tout l'organisme, peut disparaître totalement, ne laissant comme trace de son passage qu'une sclérose plus ou moins prononcée. Cette constatation anatomique explique peut-être les longues trèves et la guérison spontanée de la lèpre parfois observées en clinique.

ÉTIOLOGIE DE LA LÈPRE

Les voies de projection du bacille de Hansen sont, en première ligne, les *tubercules,* les *muqueuses nasale et bucco-pharyngée.* Mais les sécrétions de la conjonctive, de l'urètre et du vagin, le sperme, le lait et même les matières fécales peuvent être virulents. L'urine, au contraire, ne contient pas de bacilles. La couche cornée de l'épiderme intact peut être recouverte de bacilles qui sont probablement amenés à la surface par les follicules pileux et les glandes sudoripares.

La fréquence des lésions du testicule, du prépuce et du gland, jointe à la persistance plus ou moins durable de l'activité génitale, permet de supposer, sans qu'on puisse l'affirmer, que la cohabitation doit être un mode de contamination assez fréquent.

Les preuves de la contagiosité de la lèpre sont indiscutables. Entre autres exemples probants, je citerai le suivant : un homme, originaire de Lyon, va s'établir dans une de nos colonies où la lèpre est endémique ; il ne devient pas lépreux et se marie avec une blanche également indemne de la lèpre. Leur fils s'unit avec une française née dans le département du Loir-et-Cher. J'ai pu m'assurer que ni l'un ni l'autre n'est atteint de la lèpre. Or, ils ont cinq enfants, dont les trois premiers sont lépreux. D'hérédité, il ne peut être ici question. L'enquête à laquelle je me suis livrée paraît établir que la lèpre a été introduite dans cette famille par une négresse qui éleva l'aîné de ces enfants et qui est morte plus tard de cette maladie.

Sur les territoires où la population est très clairsemée, comme le Laos par exemple, la marche de la lèpre est facile à saisir.

En visitant les petits villages qui bordent le Nam-Ou, j'ai pu observer plusieurs petites épidémies locales dont l'étude est fort intéressante, car elle permet d'établir, en toute certitude, la filiation des cas, et de saisir sur le vif le rôle capital de la contagion dans la genèse des foyers lépreux.

A Ban-Hat-Sao, village qui compte une soixantaine d'habitants, la lèpre a fait 5 victimes depuis vingt ans.

1° Elle apparut d'abord sur un Chinois, né dans le village, mais dont le père était originaire de la Chine méridionale. Ce lépreux fut isolé dans la forêt, sur la rive opposée du Nam-Ou, et il y resta jusqu'à sa mort ;

2° Trois ans après la constatation de ce premier cas, il y a donc dix-sept ans, un autre Chinois né à Ban-Hat-Sao, d'un père originaire de la province chinoise du Quang-si, fut reconnu lépreux. Ce malade qui vit encore et que j'ai pu observer est atteint d'une forme maculo-anesthésique et mutilante dont l'évolution est extrêmement lente ;

3° et 4° Le premier Chinois, étant déjà lépreux, se maria avec une veuve laotienne. Il communiqua la lèpre à cette femme et à un fils qu'elle avait d'un précédent mariage. Chez ce jeune homme, la maladie affecte une forme nerveuse remarquable par la multiplicité des ulcérations trophiques ;

5° Enfin, le premier Chinois a contaminé sa nièce.

Au dire des anciens du village, la lèpre était totalement inconnue à Ban-Hat-Sao avant l'arrivée des Chinois. C'est une affirmation qu'il m'a été impossible de vérifier. Mais l'enquête que j'ai faite sur l'origine de divers petits foyers m'amène à cette conviction, que le rôle du Chinois dans la dissémination de la lèpre ne saurait être nié. Cette notion mérite d'être prise en considération, et l'examen médical des immigrants chinois, à leur entrée dans l'Indo-Chine française, doit être rangé au nombre des mesures prophylactiques les plus urgentes.

La lèpre n'est pas héréditaire au sens strict du mot. En d'autres termes, il n'y a pas transmission du bacille des générateurs au produit. Parmi les nouveau-nés issus de parents lépreux, jamais je n'ai pu constater un seul cas de lèpre. Sur le placenta et le cordon ombilical d'une femme atteinte de la forme maculo-anesthésique, je n'ai pu relever aucune lésion microscopique. L'enfant venu un peu avant terme était débile, mais il ne présentait aucun signe suspect.

PROPHYLAXIE DE LA LÈPRE

Deux principes fondamentaux dominent la prophylaxie de la lèpre :
1° Anéantir les foyers d'endémie lépreuse ;
2° Prévenir l'importation dans la colonie de cas nés en dehors de celle-ci.

L'expérience démontre que si cette dernière condition peut être réalisée sans trop de difficulté, il n'en est pas de même de la première.

L'isolement idéal exigerait la relégation de tous les malades dans un territoire privé de communications avec le reste de la colonie. Une île maritime, distante des côtes, vaste, fertile et abondamment pourvue d'eau conviendrait le mieux à l'internement des lépreux. Ils y constitueraient des villages et pourraient se livrer à la culture du sol. Si l'on excepte l'obligation de résider dans l'île, ils garderaient tous les attributs de la liberté. Toute tentative d'évasion étant impossible, ils ne seraient astreints à aucune mesure vexatoire de surveillance. Mais, en pratique, il faut composer avec les principes. Nul n'a mieux compris cette vérité que l'Angleterre.

Les colonies anglaises sont formées d'éléments hétérogènes. Les unes sont situées dans la région intertropicale, la race anglo-saxonne s'y acclimate difficilement, ce sont, à proprement parler, des colonies d'exploitation ; les autres jouissent d'un climat plus tempéré et les blancs se substituent peu à peu aux natifs, ce sont des colonies de peuplement. Dans les unes comme dans les autres, le nombre des lépreux est variable et les mesures à prendre diffèrent nécessairement, suivant l'intensité de l'endémie lépreuse.

A ce point de vue, on peut distinguer quatre groupes dans les possessions anglaises :

A. Le premier comprend les Etats de l'Australie et les possessions méditerranéennes de Chypre et de Malte. Les Etats australiens sont le type de la colonie de peuplement. Le climat et les productions du sol permettent à l'Européen d'y vivre comme dans la mère-patrie.

La population blanche ne s'accroît pas seulement par l'immigration, elle peut y faire souche, tandis que l'élément indigène est en voie de disparition rapide. Dans ces colonies prospères, le nombre des lépreux est très minime ; il n'y a pas à proprement parler d'endémie lépreuse. La législation doit, par conséquent, s'appliquer surtout à empêcher l'établissement de foyers.

Les trois mesures qui s'imposent sont donc : la déclaration obligatoire de tous les cas de lèpre ; l'isolement immédiat et rigoureux des lépreux ; la surveillance des immigrants.

B. Les possessions sud-africaines (le Cap, le Natal et le Bechuanaland) sont situées en grande partie entre le 30° et le 35° de latitude australe. Elles jouissent d'un climat tempéré. Ce sont, comme les Etats d'Australie, des colonies de peuplement, mais à l'inverse de ces derniers, elles sont ravagées par la lèpre.

La loi sur la prophylaxie de la lèpre, promulguée au Natal en 1890, ordonne l'isolement forcé, après examen médical, de tous les malades atteints de lèpre infectieuse (Infections Leprosy), dénomination qui s'applique à tout cas « arrivé à un stade avancé et caractérisé par la perte d'un membre ou par toute autre marque évidente de la maladie ».

Mais, en réalité, ne sont isolés que les malades qui en font la demande ou ceux qui arrivent à la connaissance du magistrat. Cette loi est donc défectueuse dans l'application.

L'entrée du territoire est interdite aux immigrants hindous ou noirs atteints de lèpre.

Une disposition spéciale à cette loi permet de faire des enquêtes pour découvrir et isoler des foyers de lèpre.

C. Un troisième groupe de possessions britanniques comprend d'une part les Antilles et la Guyane anglaise, d'autre part le Gouvernement du Détroit dans la presqu'île de Malacca. Tous ces territoires sont régis par des dispositions analogues en ce qui concerne la prophylaxie de la lèpre. Quatre dispositions principales se retrouvent dans la plupart des lois ressortissant à ce groupe :

1° Détention forcée des lépreux vagabonds et mendiants ;

2° Isolement des lépreux pauvres sur leur demande ou sur la demande de ceux qui en ont la charge légale ;

3° Interdiction pour le lépreux d'exercer certains métiers ou commerces ;

4° Défense de débarquer des lépreux dans la colonie.

D. L'Inde anglaise et ses dépendances constitue à elle seule le quatrième et dernier groupe. On estime que le nombre des lépreux disséminés sur ce vaste territoire est de 130 000, dont 2 pour 100 tout au plus reçoivent des soins convenables.

Le « Lepers Act » s'étend, en principe, à la totalité de l'Inde anglaise. Mais pour qu'il entre en vigueur dans une circonscription administrative, il faut que le gouvernement local déclare, par notification dans la *Gazette officielle,* que la loi est applicable sur son territoire. Car toutes les régions de l'empire indien ne sont pas actuellement en état de supporter les dépenses que nécessitent ces mesures. Dans les provinces qui sont disposées à combattre la lèpre, il ne pouvait être question de secourir et d'isoler l'ensemble des lépreux à cause de leur trop grand nombre. Aussi l'Act de 1898 n'impose pas l'obligation de recevoir dans les asiles tous les lépreux qui demandent à y séjourner. Les ressources ne permettent de détenir que les lépreux mendiants et indigents, arrivés au stade d'ulcération. Encore ne sont-ils internés que dans le cas où personne ne s'engage à les soigner et à les nourrir à domicile.

L'Act de 1898 comprend deux dispositions fondamentales :

1° L'isolement des lépreux indigents ;

2° L'interdiction pour les lépreux d'exercer certaines professions.

Les léproseries établies dans les colonies anglaises sont, les unes *terrestres,* les autres *maritimes.*

Il est certain que le système des léproseries maritimes, chaque fois qu'il peut être réalisé, est incomparablement supérieur à celui des léproseries terrestres.

Poulo Jérajak (poulo en malais signifie île) est un établissement destiné à recevoir les lépreux de toutes les colonies anglaises du Gouvernement du Détroit (Penang, Dindings, Malacca, Perak et Singapore). Il est situé dans une petite île de quelques milles de tour sur la côte Est de Poulo Penang. Cet îlot allongé est parcouru du Nord au Sud par une crête montagneuse. Entre le pied de celle-ci et le rivage occidental, s'étend une longue bande de terre cultivable située à peu près au niveau de la mer. C'est sur cette bordure que sont disséminés les pavillons de la léproserie. Il y a en moyenne à Jérajak de 240 à 270 lépreux, tous du sexe masculin.

Ils sont amenés, par séries de 20 à 40, sur un bateau qui leur est spécialement affecté et qui est remorqué par un steamer.

Dans l'Indo-Chine française, aucune mesure n'est prise pour limiter l'extension de la lèpre. Interdire aux lépreux avérés l'exercice de certaines professions ; surveiller l'immigration jaune ; détenir aux frais de la colonie les lépreux indigents ou vagabonds dans des léproseries maritimes, telles sont les mesures les plus urgentes.

RÉPARTITION DE LA LÈPRE DANS LA PRESQU'ILE INDO-CHINOISE ET DANS LE YUNNAN

Il y a, en Indo-Chine, quatre foyers principaux de lèpre qui sont, en allant de l'Est à l'Ouest : le birman, le siamois, le cochinchinois et le tonkinois. J'estime à 25 000 environ le chiffre des lépreux qui habitent la péninsule indo-chinoise. Sur ce nombre, 12 à 15 000 sont disséminés sur les possessions françaises.

II. — LE PIAN DANS L'INDO-CHINE FRANÇAISE

Le pian est une maladie spécifique, inoculable et contagieuse, caractérisée par une éruption de tubercules muriformes dont la structure est celle d'un papillome.

Le domaine du pian s'étend à toute la zone intertropicale. Il n'épargne pas l'Indo-Chine française. Pourtant il n'a donné lieu jusqu'ici à aucune recherche importante dans notre grande colonie d'Extrême-Orient où il est ordinairement confondu avec l'impétigo, l'ecthyma ou les manifestations de la syphilis. Le pian est endémique dans la Haute-Cochinchine, le royaume du Cambodge, le Bas et le Moyen-Laos. Au-dessus de Vien Tiane, la maladie cesse brusquement et elle est à peu près inconnue dans le royaume de Luang Prabang et sur les rives du Nam Ou.

L'endémie pianique qui règne dans le Laos français paraît être de date assez récente, ou du moins s'être ravivée dans ces dernières années. Elle tire certainement son origine du Siam où le pian est une maladie très commune. En 1828, les Siamois après le sac de Vien Tiane, capitale du plus grand royaume laotien, emmenèrent en captivité un grand nombre de familles pour peupler la vallée du Ménam. Depuis l'annexion à l'Indo-Chine française de toute la région du Laos située sur la rive gauche du Mékong, plusieurs de ces familles sont rentrées dans leur ancienne patrie. J'ai eu l'occasion d'en examiner un certain nombre, et il ne me paraît pas douteux qu'elles ont importé le pian dans le Laos français.

L'élément essentiel du pian apparaît sur des placards recouverts d'une desquamation furfuracée. Le *bouton*, à l'état naissant, est une petite élevure conique cerclée d'un liséré érythémateux à sa base et ponctuée d'un petit foyer jaunâtre à son sommet. Arrivé à ce stade, le bouton du pian, qui n'est pas sans analogie objective avec les syphilides acnéiformes et ecthymateuses, peut rétrograder ou au contraire progresser. Dans ce dernier cas, l'ulcère qui surmonte l'élément se déterge, s'élargit et pousse une infinité de prolongements papillaires. La petite tumeur ainsi constituée ressemble, suivant la comparaison très exacte des indigènes, au contenu filamenteux d'une figue entr'ouverte. Quand il a atteint son complet développement, le papillome forme une saillie ordinairement hémisphérique et circulaire de 1 à 2 centimètres de diamètre qui, à l'air libre, se coiffe d'une croûte épaisse et très adhérente. Celle-ci enlevée, l'élément apparaît hérissé de végétations molles et succulentes, de nuance jaunâtre ou rouge vif, qui saignent facilement. Un liquide brillant, gommeux, exhalant une odeur fétide analogue à celle des plaques muqueuses, vient immédiatement sourdre à la surface et se concrète bientôt en une croûte jaune soufre qui se modèle sur les filaments papillaires.

Tels sont les caractères les plus habituels du bouton de pian, mais il n'est pas rare qu'il s'écarte plus ou moins de ce type moyen. Quelques éléments grossissent démesurément et s'étalent en surface sous forme d'un gros macaron. D'autres papillomes affectent le type nummulaire, annulaire ou polycyclique et se coiffent d'une croûte de rupia de couleur foncée.

Autant par la distribution de ses éléments que par leur configuration, l'éruption pianique se rapproche des manifestations de la vérole. Elle se concentre de préférence au voisinage des orifices naturels et dans la sphère génitale. Des bouquets végétants à surface humide et opaline, très analogues d'aspect aux plaques muqueuses hypertrophiques, occupent les commissures labiales, garnissent le pourtour de l'orifice buccal et débordent dans le sillon naso-mentonnier. D'autres papillomes comblent le vestibule des narines, se greffent sur les ailes du nez et s'étalent sur la lèvre supérieure. D'épaisses nappes villeuses et suintantes, tapissées d'un enduit grisâtre diphthéroïde couvrent la vulve, le pli cruro-génital et la région périnéo-scrotale. Plusieurs fois, j'ai vu les amas papillomateux former une couronne à la base du gland et déterminer un phimosis. Souvent l'orifice anal est entouré d'un bourrelet papillomateux tailladé d'incisions multiples.

Du reste l'éruption ne reste pas limitée à ces deux foyers. Elle envahit la face, la conque des oreilles, la nuque, le creux sus-claviculaire. Elle ne respecte aucun point du tronc et des membres, mais elle affectionne surtout les plis de flexion, l'aine, l'aisselle, la saignée du bras, le creux poplité et les espaces interdigitaux. La périonyxis pianique n'est pas rare, elle favorise certainement la dissémination de la maladie. Dans les régions palmaire et plantaire les boutons de pian comprimés par l'hyperkératose s'accompagnent de vives douleurs. Le papillome se fraye péniblement un chemin à travers les stratifications épithéliales et l'élément apparaît au fond d'une ulcération en forme de puits garni d'une margelle cornée. Toute la coque talonnière peut être sillonnée de fissures d'où s'écoule un liquide infect sécrété par la nappe papillomateuse sous-jacente.

Une adénopathie, d'abord partielle et limitée au territoire cutané le plus éprouvé, accompagne l'exanthème pianique. Plus tard, elle se généralise, mais les ganglions en connexion directe avec les éléments éruptifs sont toujours les plus volumineux. Ils restent ordinairement indolents et aphlegmastiques.

Le pian est une maladie chronique qui procède par poussées successives dont la durée varie de quelques semaines à plusieurs mois. Chaque reprise de l'éruption, de même que la poussée initiale, s'accompagne de phénomènes généraux, de fièvre, de céphalée et de douleurs rhumatoïdes plus ou moins accusées. L'évolution morbide peut ainsi se poursuivre pendant plusieurs années ; mais toutes les manifestations cutanées, à quelque période qu'elles appartiennent, ont des caractères identiques.

La terminaison du pian, sauf complications rares, est généralement favorable. Des séquelles, dont la plus redoutable est le phagédénisme, prolongent souvent la maladie bien au delà du terme habituel et peuvent entraîner des infirmités incurables.

Entre toutes, la syphilis est la maladie qui copie le plus fidèlement le pian. La céphalée et les douleurs ostéo-articulaires à prédominence nocturne, la tendance de l'éruption à prendre la forme circinée, le groupement des éléments au voisinage des orifices naturels et sur la région ano-génitale, l'action curative de la médication mixte, voilà autant de caractères communs aux deux maladies. Le pian est donc le sosie de la syphilis. Cependant il existe entre ces deux entités morbides des différences fondamentales. Je les résume dans le tableau comparatif suivant :

SYPHILIS	PIAN
Maladie pandémique.	Maladie tropicale.
Maladie acquise par hérédité ou par contagion.	Maladie acquise uniquement par contagion.
Début par un accident primaire pathognomonique, siégeant au point d'inoculation.	L'accident initial, au niveau de la porte d'entrée, est inconstant ; quand il existe, il ne diffère en rien des éléments qui apparaîtront ultérieurement.
L'immunité conférée par la syphilis est quasi définitive.	L'immunité conférée par le pian, quoique à longue portée, finit parfois par céder : la *réinfection* est possible.

Les tentatives d'auto-inoculation pratiquées sur le sujet en puissance de syphilis demeurent infructueuses.

Le chancre induré et les autres signes de la syphilis peuvent apparaître chez un sujet qui vient d'avoir le pian.

Polymorphisme des manifestations syphilitiques.

Les syphilides, du moins celles de la période tertiaire, désorganisent la peau et laissent des cicatrices indélébiles.

La syphilis est une affection disciplinée dont les manifestations hiérarchisées correspondent aux trois périodes, primaire, secondaire et tertiaire.

Les éruptions syphilitiques intéressent les muqueuses.

Localisations sur les viscères.

Les syphilides ne sont pas prurigineuses.

Alopécie de la période secondaire.

L'auto-inoculation du pian est possible pendant un laps de temps indéterminé, mais assez long.

Monotonie de l'éruption dont le type unique est le papillome.

Le bouton de pian qui n'est soumis à aucune irritation guérit sans laisser de trace.

Toutes les manifestations du pian sont identiques, quelle que soit leur date.

Les éruptions pianiques respectent les muqueuses.

Pas de localisations viscérales.

Les poussées pianiques sont accompagnées de vives démangeaisons.

Pas d'alopécie dans le cours du pian.

Nulle infection n'est plus contagieuse que le pian. Quand, dans une case, un enfant en est atteint, tous ceux qui jusqu'alors ont été indemnes contractent presque fatalement la maladie. Plusieurs fois j'ai pu surprendre le passage du pian de l'enfant à la mère pendant la période de l'allaitement. Dans ce cas, la maladie maternelle avait débuté par des plaques végétantes situées sur le mamelon et l'aréole des seins, région constamment en contact avec les lèvres du nourrisson hérissées d'éléments caractéristiques.

Si le pian s'abat de préférence sur les jeunes sujets, c'est que les adultes sont devenus le plus souvent réfractaires par le fait d'une atteinte antérieure. L'immunité n'est pas acquise d'emblée. Plusieurs semaines ou plusieurs mois s'écoulent avant que la réceptivité soit éteinte. Pendant toute cette période l'auto-inoculation accidentelle ou expérimentale donne des résultats positifs. J'ai vu des femmes nourrir impunément des enfants couverts de pian, mais elles portaient au pourtour des lèvres et du nez, ou sur toute autre partie du corps, les stigmates certains d'une atteinte antérieure, et elles savaient fort bien qu'elles étaient vaccinées contre le retour de la maladie.

Les altérations histologiques que j'ai observées sur des boutons de pian excisés sont les suivantes : 1° la lésion initiale a pour siège le corps papillaire. L'allongement excessif des papilles est dû à la fois à leur saillie véritable et à la pénétration des bourgeons épidermiques inter-papillaires dans le chorion ; 2° les capillaires des papilles sont très nombreux et gorgés de sang ; 3° ils sont entourés d'amas de cellules cuboïdes, à gros noyaux vésiculeux excentrique, à protoplasma basophile, ce sont des plasmazellen typiques ; 4° la couche cornée de l'épiderme et surtout le corps muqueux de Malpighi sont extraordinairement épaissis ; 5° des leucocytes polynucléaires infiltrent l'épiderme et le sommet des papilles hypertrophiées.

Le pian est manifestement influencé par le mercure et l'iodure de potassium. C'est une analogie de plus avec la syphilis.

A Vien Tiane (Moyen Laos), j'ai fait l'essai du traitement hydrargyrique sur 16 enfants âgés de 3 à 12 ans atteints de pian. Ils prirent régulièrement pendant quinze jours 2 à 4 cuillerées à café de liqueur de Van Swieten suivant l'âge. Les éléments turgescents et suintants diminuèrent assez rapidement de volume, se desséchèrent, se couvrirent d'une mince croûte jaune soufre. Quand je fus obligé de mettre fin à cette expérience, 5 sujets étaient déjà blanchis et 9 sensiblement améliorés. Deux enfants ne retirèrent aucun bénéfice appréciable de la médication mercurielle.

III. — LA SYPHILIS DANS LA PÉNINSULE INDO-CHINOISE

La syphilis, fort répandue en Extrême-Orient, paraît avoir assez souvent une origine *extra-génitale* : transmission par les bâtonnets qui servent à manger le riz, par la pipe à eau qui passe de bouche en bouche dans les débits de thé, par les nattes sordides sur lesquelles les indigènes se couchent à demi nus, etc.

La vérole sévit avec violence dans les *villages de pêcheurs*. Les hommes contractent ordinairement cette maladie sur la côte du Quang-Toun et la transmettent au retour à leur famille.

Dans les régions où la population est peu dense, au Laos par exemple, on peut suivre aisément la marche envahissante de la syphilis. Celle-ci est ordinairement importée par des négociants chinois qui se marient avec des femmes indigènes. Les incursions des Siamois ont créé aussi de nombreux foyers sur les rives du Mékong. Les centres où ils ont tenu garnison sont ravagés par la vérole. Dans certains villages, la moitié de la population est entachée de syphilis. A Bangkok, capitale du Siam, la proportion des syphilitiques est encore plus grande.

L'accident initial est souvent très volumineux et se complique parfois de phagédénisme.

Les accidents secondaires sont ordinairement peu apparents. Les plaques muqueuses buccales, en particulier, sont d'une extrême rareté.

L'une des formes le plus communément observée est la *syphilis ma-ligne précoce*.

La rhinite syphilitique donne lieu à un *jetage* fétide qui, par son abondance, rappelle celui de la morve. Les douleurs ostéocopes, les hyper-ostoses multiples, les épanchements qui distendent les grandes jointures immobilisent le malade dont les douleurs sont presque aussi cruelles que dans le rhumatisme articulaire aigu. D'énormes nappes tuberculo-gommeuses, à caractère térébrant ou serpigineux, labourent les membres dans toute leur étendue au point de produire une décortication totale d'une jambe ou d'un bras. Des ulcérations déterminent la chute succes-sive des doigts et des orteils, ou rongent le nez, les lèvres, les paupières, le pavillon des oreilles. A ces vastes pertes de substances succèdent des cicatrices vicieuses et difformes, semblables à celles que laissent les grandes brûlures ou les lésions scrofulo-tuberculeuses.

Cette syphilis à manifestations multiples et disséminées, presque tou-jours compliquée de *phagédénisme*, est bruyante et choquante. Elle désorganise profondément la peau et le squelette, elle entraîne des mutilations incurables, mais elle détermine rarement la mort. Sa béni-gnité relative, cette syphilis la doit à l'intégrité presque constante des muqueuses et des viscères.

La syphilis est considérée, à juste titre, comme un poison du système nerveux. Or, il est à remarquer combien sont peu fréquentes, parmi les indigènes de la presqu'île indo-chinoise et de la Malaisie, les gommes cérébrales et les scléroses médullaires. Bien plus, les *affections parasy-philitiques* paraissent totalement *inconnues chez l'indigène*. Pour dépister les formes frustes du *tabes*, je me suis efforcé de surprendre les plus légères incorrections de la démarche, j'ai interrogé les réflexes rotuliens et recherché le signe d'Argyll Robertson, mais toujours sans aucun résultat. J'ai visité les asiles d'aliénés de Rangoun, de Singapore, et de Buitenzorg (Java) ; j'ai questionné les médecins les plus autorisés et après cette enquête j'ai acquis la conviction que la *paralysie générale* n'existe pas chez l'indigène. Peut-être le genre de vie que mènent ces races jaunes est-il la cause de cet état réfractaire. Les indigènes de ces contrées ne sont pas entachés d'alcoolisme et ils sont soustraits par leur indolence aux diverses formes de surmenage du système nerveux auxquelles sont exposés si souvent les Occidentaux.

La *syphilis héréditaire*, d'une extrême fréquence dans certains foyers circonscrits, entraîne une polyléthalité considérable.

J'ai vu l'hydrocéphalie, l'idiotie, l'imbécillité en connexion manifeste avec l'hérédo-syphilis.

Parmi les anomalies dystrophiques imputables à la syphilis, qui méritent une mention spéciale à cause de leur fréquence, je citerai : la petitesse de la taille et le nanisme, les malformations du pavillon des

oreilles, le strabisme, le bec-de-lièvre, la polydactylie et la syn-
dactylie.

Le rachitisme n'existe pas dans la péninsule indo-chinoise (ou du
moins il ne m'a pas été donné d'en voir un seul cas). On ne conçoit
pas que cette affection puisse passer inaperçue dans des contrées où les
enfants sont entièrement nus jusqu'à 6 ou 7 ans. Si la syphilis intervient
dans la genèse de cette dystrophie, je pense donc qu'elle ne peut pas la
réaliser sans l'aide de facteurs adjuvants qui font ici défaut.

Les indigènes ont employé de temps immémorial le mercure dans le
traitement de la syphilis. Ils ont recours aux fumigations de cinabre
dont ils continuent l'usage jusqu'à salivation.

LE TOKELAU DANS L'INDO-CHINE FRANÇAISE

Le tokelau, ou *tinea imbricata* de Patrick Manson, est une dermatose très prurigineuse, caractérisée par des placards orbiculaires sur
lesquels des squames larges et sèches sont disposées suivant de nombreux cercles concentriques, de manière à figurer des cocardes d'une
régularité géométrique.

Ces médaillons s'accroissent par progression excentrique. Ils arrivent
au contact les uns des autres, se coupent sous des incidences variables
et bigarrent la peau de dessins capricieux à contours polycycliques.

Le tokelau n'intéresse jamais les muqueuses; il respecte ordinairement les phanères, pourtant je l'ai vu altérer profondément les ongles des
doigts et des orteils.

Cette dermatose a pour habitat l'archipel Malais et la Polynésie. Sa
présence n'avait pas été signalée jusqu'ici dans l'Indo-Chine française. Il
résulte de mes recherches qu'elle y est endémique, mais qu'elle est
ordinairement confondue soit avec l'ichtyose, soit avec la dermatite
exfoliatrice. Assez commune en Cochinchine (arrondissement de Bentré),
elle est fort répandue sur toute la côte d'Annam. Elle pullule dans la
province du Quang Nam, notamment à Faïfo, à An Diem, à Tam ky, à
Tramy et jusque chez les sauvages Moïs de la région montagneuse. Elle
est aussi fort répandue dans les régions de Vinh et de Hatinh.

Au Tonkin, le tokelau atteint aussi bien les indigènes du Delta
(province de Ninh Binh) que ceux de la haute région. J'en ai constaté
de nombreux cas dans la vallée de la Rivière Noire et le long du
Fleuve Rouge jusqu'à Man Hao, bourgade chinoise située à cinq jour-
nées de jonque au delà de la frontière du Tonkin.

Au Cambodge et au Laos cette dermatose s'observe dans presque tous
les centres importants qui bordent le Mékong, à Pnom Penh, à Khong,
à Savanakek, à Lakhone, à Luong-Prabang, à Muong Ngoï, etc.

Enfin le tokelau existe aussi au Siam. Il m'a paru fréquent à Bangkok (1).

La *tinea imbricata* est une mycose. L'agent pathogène, encore mal connu, est représenté par un réseau mycélien formé d'articles cloisonnés et par des corps ronds ou ovoïdes ressemblant à des spores ou à des grains de levure. J'ai vu souvent l'extrémité libre d'un tube mycélien se renfler en un capitule sporifère très analogue à celui de l'aspergillus. Il est donc probable que le champignon de la *tinea imbricata* ressortit au groupe des *aspergillus* ou à un groupe très voisin (2). Le parasite du tokelau présente avec celui des *Caratés* des analogies morphologiques très grandes.

IV. — VARIOLE, VACCINE ET VACCINATEURS INDIGÈNES

La variole enlève, chaque année, un quart à un cinquième des enfants dans l'Indo-Chine française et dans la province chinoise du Yunnam qui est dans la mouvance de notre grande colonie d'Extrême-Orient. Chez les peuples civilisés, l'immunité conférée par la vaccination dans le jeune âge met les enfants à l'abri de la variole; cette maladie frappe donc de préférence les adultes chez lesquels l'état réfractaire créé par la vaccination faite dans l'enfance finit par s'éteindre. Mais dans les régions où la vaccination n'est pas répandue, les enfants paient au fléau un tribut beaucoup plus grand que les adultes.

La variole fait d'affreux ravages au Cambodge. Quand on questionne un indigène sur la santé d'un enfant au-dessous de trois ans, il vous répond souvent « qu'il n'est pas encore bien né » ce qui veut dire, dans sa pensée, que cet enfant peut encore être emporté par la variole. Traversant le Laos après une grande épidémie qui avait sévi sur les Khas, j'ai trouvé des villages littéralement déshabités : seuls, quelques vieillards immunisés par une atteinte antérieure de variole dont ils portaient les traces, avaient survécu au fléau. D'ailleurs la variole, quand elle ne tue pas, laisse trop souvent des infirmités incurables, telles que la cécité, l'ankylose ou l'amyotrophie d'un membre. Cet état de choses

---

(1) Les Annamites appellent le Tokelau *Binh Lak* et les Laotiens *Khi Kolonaï*.
(2) Pendant que je poursuivais ces recherches, M. Tribondeau a publié un important mémoire sur le Tokelau (*Arch. de Méd. navale*, 1899). Il a constaté dans un cas des organes sporifères et il émet l'hypothèse que le champignon du Tokelau appartient au genre des Aspergillus.

est d'autant plus préjudiciable à la colonie que la pénurie de la main-d'œuvre indigène est notoire dans de vastes régions, comme le Laos par exemple.

La *vaccination obligatoire* s'impose donc comme une mesure urgente. Mais il ne suffit pas de la décréter, il faut pouvoir l'appliquer. Or les médecins européens, malgré leur zèle et leur activité, ne peuvent vacciner qu'une minime partie des indigènes. Au Cambodge, la variole continue à sévir avec violence, et cependant le médecin-vaccinateur européen fait de nombreuses tournées et a pratiqué jusqu'à 100 000 vaccinations par an. Au Laos, la situation est la même, bien que le Résident supérieur et ses subordonnés fassent de nombreuses vaccinations au cours de leurs tournées administratives. La Cochinchine, grâce aux canaux et aux routes qui la sillonnent en tous sens, peut être parcourue facilement par les médecins-vaccinateurs européens et partant est beaucoup moins éprouvée par la variole.

Les Hollandais à Java, les Anglais en Birmanie et dans l'Inde ont résolu pratiquement et économiquement le problème de la vaccination obligatoire en employant des vaccinateurs indigènes. Ceux-ci n'ont pas fait d'études médicales, mais il n'en résulte aucun inconvénient sérieux ; car, en principe, dans ces régions où la lèpre et la syphilis sont extrêmement répandues, le vaccin d'origine animale doit seul être utilisé. Au parc vaccinogène de Java, quelques leçons suffisent pour apprendre aux élèves-vaccinateurs la manière de recueillir et de conserver le vaccin, de stériliser par l'ébullition les stylo-plumes qui servent à pratiquer l'inoculation.

L'île de Java est divisée en secteurs que le vaccinateur indigène parcourt successivement. Il trouve à jour fixe tous les sujets à vacciner au lieu de rassemblement ; il mentionne chaque opération sur un registre. Sept ou huit jours plus tard, les sujets vaccinés la semaine précédente sont inspectés et mention est faite sur le registre du résultat de la vaccination.

Dans les colonies anglaises du gouvernement du Détroit, de la Birmanie et de l'Inde, la vaccination de tous les enfants est obligatoire. Toute infraction non justifiée à la loi entraîne pour les parents une peine qui consiste dans une amende ou même l'emprisonnement. Chaque territoire est divisé en « vaccination-circles », dans chacun desquels le service est assuré par un ou plusieurs vaccinateurs. L'enfant vacciné doit être représenté le jour correspondant de la semaine suivante au « Superintendent of Vaccination » qui délivre aux parents, s'il y a lieu, un certificat de vaccination, ou un certificat constatant que l'enfant est réfractaire à la vaccination, s'il porte des cicatrices de variole ou si trois tentatives de vaccination ont été faites sans succès.

Il y a quelque quinze ans, la variole faisait dans la Haute-Birmanie autant de victimes que dans l'Indo-Chine française. Aujourd'hui le fléau a presque disparu de l'immense et fertile vallée de l'Irraouaddy, grâce à la vaccination obligatoire instituée par les Anglais au lendemain de la conquête.

Extinction de la variole, — vaccination obligatoire, — emploi de vaccinateurs indigènes sont trois idées connexes et inséparables.

V. — LE BÉRIBÉRI DANS LA PÉNINSULE INDO-CHINOISE ET DANS LES INDES NÉERLANDAISES

Le béribéri est une *polynévrite endémo-épidémique* qui lèse simultanément ou séparément les nerfs moteurs, sensitifs ou trophiques. Tous les symptômes relevés dans le cours de cette maladie : paralysies, abolition des réflexes et amyotrophies ; — anesthésie cutanée et hyperesthésie musculaire ; — œdèmes, anasarque et épanchements dans les séreuses. — sont les expressions variées de la névrite béribérique.

Quand celle-ci se limite aux nerfs des membres, la maladie est *curable*, quoique longue et sujette aux *récidives*. Mais quand elle atteint les nerfs qui actionnent la respiration et la circulation, le danger est imminent et la mort subite ou lente est la terminaison la plus habituelle.

Les divers symptômes du béribéri se groupent de manière à constituer quatre formes principales : la F. sèche, la F. humide, la F. cardio-pulmonaire et la F. mixte, de beaucoup la plus fréquente.

Pendant mon séjour en Extrême-Orient, j'ai eu l'occasion d'observer un grand nombre d'indigènes atteints du béribéri :

Au Siam dans les hôpitaux indigènes de Bangkok ;

En Birmanie, à Poulo-Penang et à Singapore dans les hôpitaux généraux ou les asiles d'aliénés ;

A Java, à l'hôpital pénitencier de Buitenzorg qui contient actuellement 600 prisonniers béribériques ;

Enfin en Cochinchine, à l'hôpital de Choquan, à proximité de Saïgon.

Grâce à l'obligeance du Dr Henaff, j'ai pu suivre les nombreux malades qui ont afflué dans cet hôpital pendant le deuxième semestre de l'année 1899. Sur 236 décès survenus pendant cette période, 213 doivent être attribués à une épidémie formidable de béribéri qui avait éclatée parmi les détenus de la prison centrale de Saïgon.

LES FACTEURS ETIOLOGIQUES DU BÉRIBÉRI

On ignore, à l'heure actuelle, la cause efficiente du béribéri. Je ne pense pas que cette polynévrite relève d'une intoxication d'origine alimentaire ; l'hypothèse d'une toxi-infection me paraît plus vraisemblable. Les foyers de béribéri ont en effet une certaine *mobilité*, et parfois ils suivent certains groupes humains pour ainsi dire à la trace dans tous leurs déplacements. Les convois de détenus formés à Poulo Condor (pénitencier où le béribéri est endémique) et destinés à la Nouvelle-Calédonie, ont été décimés par le béribéri pendant tout le cours de la traversée, et jusque dans les mines de nickel vers lesquelles ses prisonniers étaient dirigés. Certains hôpitaux ou même certains pavillons d'un hôpital sont des foyers à la fois très intenses et très circonscrits de béribéri. A l'hôpital des Pauvres de Singapore, la fréquence des cas intérieurs de béribéri est telle qu'il est question de déplacer cet établissement. Le régime alimentaire, uniforme pour tout un hôpital, ne peut pas expliquer la genèse de ces foyers circonscrits. La nouvelle prison d'Hanoï paraît avoir été ensemencée par les détenus qui y ont été transférés de l'ancienne prison.

Mais si l'alimentation défectueuse n'est pas la cause réelle du béribéri, elle est une cause adjuvante tellement importante que, sans elle, une épidémie ne saurait éclater. Pendant la famine qui sévit sur l'Annam en 1899, j'ai vu des faméliques, dont la ration était réduite à une écuelle de riz par jour, succomber en grand nombre au béribéri. Pour faire cesser une épidémie il suffit ordinairement d'améliorer le régime alimentaire. Les individus, bien nourris, qui vivent en plein foyer béribérique restent indemnes. Ainsi les Européens détenus dans les prisons de l'Indo-Chine ne contractent pas le béribéri, bien que leur quartier soit contigu à celui des indigènes. Cette immunité est due à ce que les prisonniers blancs reçoivent une nourriture plus substantielle, et non pas à une immunité de race. Ce qui le prouve, c'est que les gardiens indigènes qui vivent en plein foyer béribérique, mais qui ont une alimentation plus copieuse, sont très rarement atteints, ou ne présentent que des formes légères. Même remarque a été faite en ce qui concerne les établissements scolaires. En 1890, quand une épidémie de béribéri éclata dans le séminaire de Saïgon, les prêtres français et indigènes furent tous épargnés, tandis que la plupart des élèves étaient atteints. Maîtres et élèves avaient une nourriture identique quant à la qualité, — c'était celle des indigènes de la Cochinchine, — mais la ration des élèves était fort réduite.

Une autre cause seconde qui intervient souvent c'est le *confinement,* l'accumulation d'un trop grand nombre d'individus dans un espace étroit et mal aéré, l'absence d'exercice. Tous les médecins de Java savent que le meilleur moyen d'enrayer une épidémie dans un asile d'aliénés ou dans une prison, c'est de disperser les malades qui sont au stade initial dans des paillottes situées au milieu des champs et de les obliger à travailler à la culture.

ÉTUDE CLINIQUE

Mes recherches cliniques ont porté plus spécialement sur les *troubles de la sensibilité et du mouvement, sur les accidents cardio-pulmonaires et le mécanisme de la mort dans le béribéri.*

La polynévrite s'accompagne souvent de sensations *subjectives* ; celles-ci varient d'intensité depuis le simple fourmillement jusqu'à la douleur la plus vive, comparée par les malades à une morsure ou à une brûlure. Beaucoup de béribériques se plaignent d'arthralgies, de douleurs en ceinture au niveau du tronc, et surtout d'une oppression épigastrique qui est l'un des symptômes les plus pénibles du béribéri.

Les masses musculaires, en particulier celles des mollets et des avant-bras, sont douloureuses à la pression. Parfois même cette hyperthésie s'étend à presque tout le système musculaire,

L'*anesthésie* est l'un des symptômes capitaux du béribéri ; il est exceptionnel qu'il fasse complètement défaut. Ordinairement elle apparaît d'abord au pied ou au bas de la jambe et remonte progressivement de l'extrémité libre du membre inférieur vers sa racine en dessinant une botte dont la limite assez vague ne dépasse pas le mollet, le genou, ou atteint le pli de l'aine. Cette anesthésie, sauf exception assez rare, est disposée symétriquement sur les deux membres inférieurs. Pendant qu'elle s'accroît en intensité et en surface, l'insensibilité apparaît aux mains et gagne ensuite par extension graduelle toute l'étendue des membres supérieurs.

Finalement l'insensibilité occupe les quatre membres, en prédominant du côté de l'extension ; elle peut même déborder sur le moignon des épaules et les omoplates, sur la région fessière et sur les lombes. Il n'est pas rare d'observer des anesthésies localisées sur le tronc (plaques pré-sternale, ventrale ou dorsale) ou sur la face (plaques génienne ou péri-buccale).

Presque toujours l'analgésie et la thermo-anesthésie sont plus accusées que l'anesthésie tactile. Celle-ci, parfois absolue à l'extrémité des membres, se transforme en une simple hypoesthésie vers leur racine. Les paresthésies, les erreurs de localisation sont fréquentes.

Quelquefois la distribution de l'anesthésie obéit à des règles dont la signification reste inconnue. Dans un cas que j'ai observé, une ligne verticale passant par l'axe du médius et de la main, sur leur face dorsale et palmaire se terminait, après avoir coupé le poignet, sur le bord radial de l'avant-bras à l'union de son quart inférieur avec ses trois quarts supérieurs. Toute la portion située en dehors de cette ligne de démarcation était insensible, tandis que le reste du membre avait conservé sa sensibilité normale. Sur l'autre main, la disposition était analogue, mais la ligne de séparation entre les territoires anesthésié et sensible passait par l'axe de l'annulaire.

Sur un autre malade, les mains étaient insensibles à l'exception de 2 bandes linéaires de sensibilité normale situées dans l'axe du médius et de l'annulaire.

L'anesthésie peut se limiter à l'extrémité des doigts ; elle peut occuper la hauteur des deux dernières phalanges de l'annulaire, et remonter de moins en moins haut sur les autres doigts jusqu'au pouce dont l'extrémité libre n'est insensible que sur une étendue d'un centimètre.

La *paralysie* est en quelque sorte calquée sur l'anesthésie. Elle débute par le pied et par la jambe, puis elle gagne la main et l'avant-bras. Elle prédomine toujours dans les muscles extenseurs.

Elle affecte ordinairement une disposition symétrique dans les membres homologues, mais il existe des exceptions à la règle. Cette paralysie est toujours *flasque*. Elle s'accompagne d'un affaiblissement ou d'une *abolition du réflexe patellaire* qui est l'un des symptômes les plus précoces et les plus constants du béribéri.

La prédominance de la paralysie sur les extenseurs donne lieu à des *attitudes caractéristiques*. Quand les avant-bras sont en demi-flexion sur les bras et en pronation, les mains pendent verticalement et ne peuvent pas être redressées. Quand le malade est assis, la pointe des pieds est dirigée vers le sol dans la position du varus équin paralytique. Lorsqu'on imprime des secousses à la jambe, le pied ballant est porté dans divers sens et le malade ne peut pas s'opposer à ces mouvements passifs.

Cette attitude imprime à la *démarche* une allure spéciale. Quand la paralysie des extenseurs est peu accusée et que la pointe du pied peut encore être redressée, la marche reste assez correcte, mais elle est pénible et malaisée. Le malade, pour assurer sa stabilité, écarte instinctivement les jambes et porte la pointe des pieds fortement en dehors. Il élargit ainsi sa base de sustentation. Il soulève chaque membre avec lenteur et le laisse retomber lourdement sur le sol. On croirait voir un homme traversant un gué en ayant de l'eau jusqu'aux genoux.

La fatigue est rapide. Les jambes sont lourdes « comme si elles étaient en plomb » ; le contrôle des yeux est indispensable pour surveiller les inégalités du sol et éviter les chutes. Le signe de Romberg n'existe pas, mais l'occlusion des paupières entraine des oscillations parce que les pieds roulent sur leur bord externe.

Quand la paralysie des extenseurs s'oppose au redressement du pied, le malade *steppe*. Rien ne distingue ce *pseudo-tabes* de celui des polynévrites toxiques ou infectieuses.

Souvent le malade, le corps incliné en avant, s'appuie sur un bâton qu'il place entre ses jambes très écartées. Quand il veut marcher, il décrit avec l'une de ses jambes un arc de cercle, puis il reporte le bâton en avant et décrit avec l'autre jambe un nouveau mouvement de circumduction.

La paralysie s'accroît progressivement et le malade finit par rester confiné sur sa natte. Il peut tout au plus mouvoir légèrement ses orteils et faire glisser son talon sur un plan horizontal à l'aide d'une faible flexion de la cuisse sur le bassin.

Les paralysies sont suivies d'*amyotrophies* et de *rétractions tendineuses* qui immobilisent les divers segments des membres en position vicieuse. La déviation en varus équin est fréquente, et quand la marche est encore possible, le pied ne repose plus sur le sol que par son bord externe et par le talon antérieur.

Aux mains, l'atrophie des interosseux et des éminences thénar et hypothénar entraine la formation de griffes.

Les phalangettes des quatre derniers doigts sont fléchies sur les phalangines, et celles-ci sur les premières phalanges. Tantôt ces dernières sont en extension naturelle sur les métacarpiens (griffe en crochet), tantôt elles sont en extension exagérée (griffe rétractile).

LA MORT DANS LE BÉRIBÉRI

Les accidents cardio-pulmonaires commandent le pronostic du béribéri. Ils sont parfois précoces et peuvent même exister à l'état isolé.

Le béribéri donne lieu à un *syndrome cardio-vasculaire* qui a souvent la valeur d'un signe révélateur. Dès le début, le pouls est extrêmement fréquent, il est petit, mou et même filiforme quand on élève le bras du malade; il suffit d'un effort pour qu'il s'accroisse de 20 à 40 pulsations par minute, mais il reste longtemps régulier. Cette tachycardie excessive, la diminution de la tension artérielle, l'instabilité du pouls, contrastent avec l'exagération de l'impulsion cardiaque qui ébranle la poitrine. Le cœur est volumineux ; l'assourdissement des bruits, le rythme de galop droit, l'embryocardie sont les indices avant-coureurs de l'insuffisance fonctionnelle de la tricuspide. Mais avant d'arriver à cette phase ultime, la marche du béribéri est souvent interrompue par une syncope mortelle que rien ne faisait prévoir. La fréquence de cet accident inopiné est très grande, et je crois pouvoir affirmer que *les cas de mort subite survenant en série, sans cause connue, dans les prisons de l'Extrême-Orient, indiquent presque à coup sûr l'existence d'une épidémie latente de béribéri dans ces établissements.*

Dans ces cas de syncope mortelle, j'ai trouvé le cœur hypertrophié, les ventricules en diastole et gorgés de caillots cruoriques. Parfois la mort est préparée par la formation lente d'un caillot qui ne donne lieu à aucun signe appréciable. Un béribérique, dont le cœur était hypertrophié et le pouls filiforme, boit avec avidité une grande quantité d'eau, il fait quelques inspirations et meurt. A l'autopsie, je trouve le cœur dilaté, mais surtout hypertrophié. Un gros caillot fibrineux comblait chaque ventricule. Du cœur droit partait un caillot fibrino-cruorique ramifié qui s'étendait jusqu'aux plus fines divisions de l'artère pulmonaire. L'examen microscopique d'un fragment du *pneumo-gastrique gauche* me montra des lésions avancées de *névrite dégénérative*. Le myocarde paraissait sain à l'œil nu et sur des coupes faites sur un des piliers du cœur gauche, je n'ai pu relever aucune altération appréciable.

La *mort par le poumon* relève de causes variables : l'*emphysème aigu du poumon*, l'*œdème pulmonaire suraigu*, ou la *paralysie du diaphragme*. Dans ce dernier cas, l'agonie se prolonge pendant plusieurs jours ; à chaque inspiration brusque et saccadée, les organes abdominaux sont pour ainsi dire humés par le thorax ; le malade en proie à une angoisse inexprimable se débat, essaie d'arracher avec ses mains le poids qui oppresse sa poitrine. Il pousse des gémissements et demande au médecin qu'il abrège ses souffrances en lui donnant la mort.

Chez un béribérique, paralysé des quatre membres, qui succomba à la paralysie du diaphragme, j'ai constaté une *dégénérescence avancée du nerf phrénique*.

La névrite du pneumogastrique se traduit le plus généralement par la syncope ou la dyspnée ; mais elle se manifeste parfois par des troubles de la déglutition, par des nausées et des vomissements, par de l'enrouement ou de l'aphonie (récurrent), par du tirage laryngé (paralysie des muscles crico-aryténoïdiens postérieurs).

DIAGNOSTIC DU BÉRIBÉRI.

Il est ordinairement facile de reconnaître le béribéri arrivé à sa période d'état. Toutefois les cas isolés, survenant en dehors des foyers endémiques, peuvent donner lieu à un diagnostic erroné. La forme sèche simule à s'y méprendre les polynévrites toxiques ou infectieuses (diphtérie, alcoolisme); la forme humide rappelle par l'ensemble de ses symptômes la néphrite parenchymateuse ou la cachexie paludéenne; la forme cardio-pulmonaire donne parfois l'idée d'une affection du cœur, du poumon ou de la plèvre. Mais la notion étiologique et l'examen méthodique du malade permettront d'éliminer rapidement ces diverses affections qui n'ont, en réalité, avec le béribéri que des analogies lointaines.

Il est beaucoup plus difficile de dépister le béribéri à sa phase initiale. Il faut alors chercher les *signes révélateurs* dont voici l'énumération :

1° Léger œdème du bas des jambes, accompagné ou non d'un peu d'érythromélalgie et d'hypo-esthésie;

2° Affaiblissement des réflexes patellaires;

3° Redressement incomplet du gros orteil et du pied;

4° Douleurs causées par la malaxation des masses musculaires des mollets, des cuisses ou des avant-bras;

5° Ballottement du pied, auquel le malade ne peut pas s'opposer, quand on imprime des secousses à la jambe;

6° Lenteur de la marche, fatigue rapide, sensation de « jambe de plomb » accusée par le malade;

7° Difficulté de monter un escalier, de tourner brusquement au commandement, de maintenir l'attitude dite à cloche-pied;

8° Gêne précordiale, barre épigastrique;

9° Syndrome cardio-vasculaire : tachycardie excessive provoquée par le moindre effort, instabilité du pouls, impulsion cardiaque exagérée.

Certaines formes *frustes ou décomplétées* ne peuvent être mises en évidence que par un examen attentif. Il existe des formes *circonscrites* du béribéri dans lesquelles l'anesthésie, l'abolition du réflexe rotulien, la parésie et le steppage sont limités à un seul membre.

RECHERCHES ANATOMO-PATHOLOGIQUES

En collaboration avec M. Sirra (de Prague), j'ai fait l'examen du système nerveux de quatre sujets ayant succombé au béribéri. Nous n'avons relevé aucune altération appréciable dans la moelle et dans le bulbe.

Les *nerfs sensitifs et moteurs*, le *pneumogastrique* et le *phrénique* dans la forme cardio-pulmonaire, étaient atteints d'une *dégénérescence parenchymateuse* avancée : gros blocs de myéline colorés en noir par l'acide osmique, fragmentation et disparition des cylindres-axes.

Les *nerfs de la queue de cheval* traités par la méthode de Jamagiva (éosine et bleu d'aniline), nous ont montré, outre la fragmentation de la myéline et la disparition des cylindres-axes, la *transformation totale ou partielle du contenu de certaines gaines myéliniques en une substance homogène, vitreuse et très réfringente qui se colore difficilement.* Cette altération spéciale, dont nous ignorons la nature, était constante dans les quatre cas soumis à notre examen.

VI. — DIVERS

Les théories médicales des Chinois. — *Presse médicale*, septembre 1900, avec 15 figures tirées d'ouvrages chinois.

La pratique médicale chinoise. — Pour paraître prochainement dans la *Presse médicale*.

Le premier de ces articles expose les conceptions anatomiques et physiologiques qui sont la base de la médecine chinoise, en particulier la théorie du pouls. — A la suite je transcris quelques descriptions cliniques remarquables par leur exactitude. — Dans le second article,. je raconte les procédés d'examen médical et de traitement en usage dans la race jaune et je termine en décrivant la vie et la condition sociale du praticien chinois.

DERMATOLOGIE

—

Des dermites et de l'éléphantiasis consécutives aux ulcérations et à l'eczéma des membres variqueux. — *Thèse inaugurale,* Paris, 1888.

De l'ulcère de jambe ; des lésions qui le précèdent et de celles qui le suivent. — *Gazette des hôpitaux,* 28 juillet 1888.

Il résulte de tout un ensemble de faits bien établis, que l'ulcère de jambe n'est que l'un des nombreux termes de toute une série de phénomènes pathologiques. On ne saurait donc plus, à l'heure actuelle, à moins de procéder arbitrairement, envisager l'ulcération en elle-même, abstraction faite des phénomènes concomitants, qui ont pour siège les membres variqueux.

Dans une première période, en quelque sorte *préparatoire* de l'ulcère, la jambe variqueuse se désorganise lentement, toutes ses parties constituantes, téguments, nerfs, vaisseaux artériels et veineux, subissent des altérations trophiques plus ou moins considérables.

Quand le terrain a été suffisamment préparé, quand la vitalité des tissus est déjà trop profondément compromise pour leur permettre une résistance efficace, alors tout devient prétexte à ulcération ; la cause la plus banale, — un léger traumatisme, la rupture d'une varice, un eczéma, — suffit pour créer un ulcère presque incurable. C'est ainsi que s'établit la deuxième période ou période *ulcéreuse.*

Mais l'ulcération une fois constituée ne peut persister longtemps, sans s'accompagner de complications plus ou moins graves. En effet, les tissus profondément modifiés par cette sorte de triade pathogénique : les varices, l'athérome et les altérations nerveuses, se laissent facilement envahir par les germes infectieux au niveau des surfaces labourées par les ulcères ou dénudées seulement par l'eczéma. De nombreuses *poussées lymphangitiques* se succèdent et, par leur répétition fréquente, aboutissent à l'induration pseudo-éléphantiasique. Telle est la troisième et dernière période, celle de *dermite hypertrophique* ou de *pachydermie*.

C'est à décrire ces trois périodes, et surtout à faire ressortir leur enchaînement presque fatal, que j'ai consacré ces travaux.

TUMEURS

Sur une sarcomatose cutanée offrant les caractères cliniques d'une lymphangite infectieuse. — (En collaboration avec M. HALLOPEAU). *Annales de dermatologie et de syphiligraphie,* novembre 1892.

Ce mémoire établit l'existence d'une variété de sarcomatose dans laquelle les nodules néoplasiques peuvent, pendant un temps fort long, rester localisés à l'un des membres, n'intéresser que les voies lymphatiques, s'ulcérer et présenter un ensemble symptomatique très analogue à celui de la lymphangite tuberculeuse nodulaire. — La sarcomatose nodulaire s'en distingue cependant par les hémorragies incessantes qui se produisent soit dans l'intimité du tissu néoplasique, soit à l'extérieur après l'ulcération. — Ces hémorragies sont dues à des oblitérations capillaires et veineuses par des bourgeons néoplasiques.

Sarcome des fosses nasales. — *Ann. des mal. de l'oreille et du larynx,* novembre 1884.

Sur un cas de mycosis fongoïde avec localisation palatine et induration scléreuse de la peau. — (En collaboration avec M. HALLOPEAU.) *Ann. de dermatologie,* 1892.

Deuxième note sur un cas de mycosis fongoïde avec localisation palatine et induration scléreuse de la langue. — Résultats de l'autopsie. — (En collaboration avec M. HALLOPEAU.) *Soc. de dermat. et de syph.,* 9 mars 1893.

Sur la forme érythrodermique généralisée du mycosis fongoïde et les poussées aiguës qui surviennent dans le cours de cette maladie. — (En collaboration avec M. HALLOPEAU.) *Soc. de dermat.,* décembre 1891.

Sur un cas de lipomes multiples simulant des tumeurs de la parotide et du corps thyroïde. — (En collaboration avec M. HALLOPEAU.) *Bull. de la Soc. de dermat.*, 1893.

Lypomatose symétrique. — (En collaboration avec M. BUFNOIR.) *Soc. méd. des hôp.*, 6 mai 1898.

TUBERCULOSE CUTANÉE

De l'inoculation et de l'auto-inoculation tuberculeuses consécutives aux plaies par morsure. — *Etudes expér. et clin. sur la tuberculose,* Paris, 1892.

Observations concernant une femme mordue au doigt par un phtisique ; à la suite de cette morsure se développèrent successivement d'abord un chancre tuberculeux au point d'inoculation, puis une lymphangite gommeuse, des adénopathies épitrochléennes et axillaires, et finalement une infiltration tuberculeuse des poumons.

De l'inoculation secondaire de la peau par des foyers tuberleux sous-cutanés ou profonds. — *Congrès pour l'ét. de la tub.,* 1888.

Sur la nature du lupus érythémateux. — *Ann. de Dermat.,* août et sept. 1891. — *Congrès pour l'ét. de la tub.,* juillet 1891.

Sur un cas probable de lupus ulcéreux et végétant avec déformation « en groin » de la face. — (En coll. avec M. HALLOPEAU.) *Bull. de la Soc. de Dermat.,* 1895.

Lymphangiectasie tuberculeuse (examen bact. et inoculations). — *In* HALLOPEAU et GOUPIL. *Ann. de Dermat.,* 1890.

Sur la tuberculose par inoculation cutanée chez l'homme. — *In* A. LEFÈVRE. *Thèse,* Paris, 1888.

De l'inoculation secondaire de la peau par les tissus souscutanés et profonds. — CRONIER. *Thèse,* Paris, 1889.

INFECTIONS

Sur les vésicules aberrantes du zona. — (En collab. avec
M. Leredde). *Soc. méd. des hôpitaux*, 21 juillet 1898.

L'éruption zostérienne n'est pas toujours limitée rigoureusement à
un territoire nerveux déterminé, comme le veut la doctrine classique.
Les vésicules aberrantes, isolées et disséminées irrégulièrement, se
rencontrent fréquemment lorsqu'on les recherche avec soin et persévé-
rance. Leur existence, jointe aux phénomènes généraux (fièvre, état
gastrique, adénopathies) qui précèdent souvent l'éruption, semble
indiquer que le zona n'est pas une maladie exclusivement nerveuse.

Troubles trophiques dans la blennorrhagie. — *Bull. Soc. de
dermatologie*, 13 juin 1895, et *Presse médicale*, 28 décembre 1895
(fig. en couleurs).

Description d'une lésion cutanée très rare, d'origine blennorrhagique
et caractérisée par une éruption symétrique de croûtes cornées· avec
chute des ongles. Le virus blennorrhagique paraît avoir agi sur la peau
par l'intermédiaire de la moelle.

C'est le deuxième cas de ce genre : le premier ayant été étudié par
M. Jacquet et publié par Vidal en 1892.

Contribution à l'étude du chancre mou céphalique. —
Gaz. hebd. de méd. et de chir., décembre 1893.

L'existence du chancre mou céphalique, niée pendant longtemps,
paraît évidente au moins dans dix cas, épars dans la littérature médicale et réunis dans ce mémoire. L'observation inédite qui leur fait
suite a trait à un chancre mou du menton dont la nature est démon-
trée par la clinique et l'expérimentation ; pour la première fois, cette
démonstration du chancre mou céphalique est corroborée par la mise
en évidence du bacille de Ducrey.

**Contribution à l'étude des suppurations associées aux syphi-
lomes tertiaires des fosses nasales.** — (En collab. avec
M. Hallopeau). *Ann. de dermat. et de syph.*, 1894 (Communication
au Congrès de Rome).

Les syphilomes des fosses nasales peuvent se compliquer d'infections suppuratives, secondaires, ascendantes. Leur abondance extrême constitue un véritable jetage. Ces inflammations, non spécifiques et survivant aux lésions syphilitiques après le traitement, durent longtemps et se propagent à toutes les cavités voisines.

DYSTROPHIES CUTANÉES, CONGÉNITALES, NERVEUSES OU TOXIQUES

Sur la coexistence du goitre exophtalmique et de la sclérodermie. — *Assoc. française pour l'avancement des sciences,* Caen, 1894.

Sclérodermie. — Clin. du Pr RAYMOND. *Semaine médicale,* février 1898.

Sur la nature de la sclérodermie. — MACHTOU, *Thèse,* Paris, 1897.

Les relations qui existent entre le myxœdème, le goitre exophtalmique et la sclérodermie permettent de ranger ces affections parmi les dystrophies à point de départ thyroïdien.

En 1894, j'ai publié une première observation de sclérodermie développée dans le cours d'une maladie de Basedow. Depuis lors j'ai eu l'occasion de rapporter deux autres observations d'association de la sclérodermie, soit avec un goitre exophtalmique, soit avec un goitre simple.

M. Berr et M. Ringer en Autriche, Grünfeld en Allemagne, Booth en Amérique, Morselli et Panegrossi en Italie, ont observé des cas analogues.

De l'ensemble de ces faits, on peut conclure que certaines altérations de la glande thyroïde, telles que le goitre exophtalmique, le goitre simple ou l'atrophie, peuvent être suivies, à échéance plus ou moins longue, de l'apparition de la slérodermie.

Sur l'aphasie moniliforme des cheveux. — *Soc. de dermat.,* février 1897.

Dans cette dystrophie congénitale et familiale du cuir chevelu, les cheveux tombent dès les premières semaines de la vie, et sont remplacés par des poils follets qui présentent des étranglements annulaires, de distance en distance, au niveau desquels le poil est incolore. Cette malformation des cheveux paraît liée à l'existence d'une kératose pilaire.

Dans la famille du malade on retrouve cette dystrophie des cheveux parmi les ascendants jusqu'à la quatrième génération.

Sur le mécanisme de l'alopécie produite par l'acétate de thallium. — *Bull. de la Soc. de dermatologie*, 10 novembre 1898.

L'alopécie, accident fréquent de l'intoxication thallique, paraît due à l'action du poison sur la racine des cheveux, déterminant un arrêt ou au moins une perturbation dans la pousse du poil. Cet état de souffrance se traduit par l'existence sur le poil d'une partie étranglée et incolore. Au-dessous de celle-ci, le poil reprend sa vigueur et son aspect normal parce que le toxique a été éliminé.

Sur un cas de dystrophie papillaire et pigmentaire (Acanthosis migricans). — En collaboration avec MM. HALLOPEAU et MESLAY). *Bull. de la Soc. de dermatologie et de syphiligraphie*, 1893.

Observation détaillée, accompagnée d'un examen histologique, d'une affection rare, singulière et de nature inconnue.

Étude histologique d'un cas de maladie de Recklinghausen. — *Bull. de la Soc. de dermatologie*, 10 novembre 1898.

L'examen d'un cas de cette maladie encore à l'étude a montré qu'il s'agissait de fibromes mous, sans altération des organes contenus dans ces fibromes, et notamment des filets nerveux qui les traversent ou leur sont adjacents.

Contribution à l'étude des malformations congénitales de la peau et de l'épiderme. — (En collaboration avec M. ORILLARD.) *Rev. de chirurgie*, janvier 1894.

L'étude histologique minutieuse du fait rapporté dans ce mémoire montre que les dystrophies cutanées, malgré leur diversité d'aspect, présentent de grandes analogies de structure, coexistent ordinairement chez le même individu et forment un groupe naturel par leur étroite parenté et leur communauté d'origine.

Observation de syringomyélie avec cals et escarre circulaire consécutive à une stricture du bras. — *Bull. de la Soc. de dermat.*, mars 1897.

Sur un nævus lichénoïde en série linéaire correspondant aux lignes de Voigt. — (En collaboration avec M. HALLOPEAU.) *Ann. de dermat.*, 1894.

Ichtyose familiale. — *Ann. de dermat.*, 1894.

Ichtyose avec hypotrophie simulant une sclérodermie. — (En collaboration avec M. HALLOPEAU.) *Bul. Soc. de dermat.*, 1895.

DIVERS

Psoriasis et arthropathies. — *Thèse* de BOURDILLON, Paris, 1888.

Étude histologique sur un cas d'érythrodermie scarlatiniforme. — (En collaboration avec MM. DARIER, BESNIER et HALLOPEAU.) *Ann. de dermat.*, 1892.

Culture de trichophyton, variété noire. — *In* SABOURAUD, *Ann. de dermat.*, 1892.

Des méfaits de la syphilophobie. — *Médecine moderne*, juin 1895.

PATHOLOGIE INTERNE

MALADIES INFECTIEUSES

Thyroïdites et strumites infectieuses. — *Gaz. des hôpitaux,*
2 février 1895.

Contribution à l'étude des thyroïdites infectieuses. —
Arch. générales de médecine, juillet 1893.

Thyroïdite à streptocoques. — (En collab. avec M. NAVARRO.)
Revue gén. de clin. et de thér., 1895.

Au cours des maladies infectieuses l'agent pathogène se greffe de
préférence sur le corps thyroïde quand il est atteint d'un goitre préexis-
tant (*strumite*). Toutefois cette règle n'est pas absolue et le corps
thyroïde normal peut être le siège d'une localisation microbienne (*thyroïdite*). C'est ce que j'ai exposé dans une revue d'ensemble, et c'est
ce que confirment deux observations personnelles de suppuration thy-
roïdienne, l'une à *bacilles d'Eberth* survenue chez un goitreux atteint
de fièvre typhoïde, l'autre à *streptocoques* développée dans un corps
thyroïde normal.

**Note sur un cas de néphrite aiguë hémorragique causée
par le bactérium coli-commune.** — *Gaz. hebd. de méd. et
de chir.,* 17 juin 1893.

Cette observation, appuyée de preuves cliniques et bactériologiques,
est une des premières démontrant la possibilité d'infection coli-bacil-
laire du rein par la voie sanguine.

De l'ostéo-myélite consécutive aux suppurations des voies respiratoires. — *Soc. méd. des hôpitaux,* 7 mai 1897.

La porte d'entrée de l'ostéo-myélite peut se trouver en un point quelconque du revêtement épithélial interne ou externe ; mais l'existence de cette porte d'entrée au niveau de l'appareil respiratoire, n'était admise, jusqu'à présent, que sur des présomptions. L'observation connue de Leyden se rapporte en effet à une localisation d'abord articulaire, avant d'être osseuse. Les deux faits de ce mémoire montrent que la suppuration, osseuse d'emblée, peut succéder à une infection pulmonaire chronique et contenir la flore microbienne variée du poumon ulcéré.

A côté de la relation intéressante entre les deux foyers pulmonaire et osseux, ces deux cas présentent un exemple remarquable d'*ostéo-myélite polymicrobienne* dont l'étude est à peine ébauchée. Là comme ailleurs la symbiose microbienne a eu pour résultat d'augmenter la gravité de l'infection.

Étude sur les fausses rechutes, les rechutes et les récidives de la scarlatine. — *Arch. gén. de méd.,* juin et juillet 1892.

La *fausse rechute* ou *réversion* survient pendant le cours même de la scarlatine. Elle est caractérisée par une éruption polymorphe, le plus souvent à type morbilliforme. Elle paraît être l'expression d'une infection secondaire surajoutée.

La *rechute* est une manifestation de la première et unique infection. C'est la reproduction, après l'établissement apparent de la convalescence, de la totalité ou d'une partie des symptômes qui ont caractérisé la première attaque. La scarlatine et la rechute forment un tout : c'est une maladie en deux actes. L'agglomération d'un grand nombre de scarlatineux dans des locaux étroits et mal aérés : épidémie de caserne, épidémie de navire, semble favoriser la rechute.

La *récidive* est une nouvelle scarlatine, séparée de la première par une guérison complète et définitive. Contrairement aux prévisions, il ne s'écoule généralement que quelques mois entre les deux exanthèmes. Certains faits tendent à prouver l'existence d'une prédisposition héréditaire et familiale aux récidives.

De la vaccine généralisée. — *Gaz. des hôpitaux,* 5 mars 1892.

Quelques remarques sur un cas de vaccine généralisée par auto-inoculation. — *Gaz. hebd. de méd. et de chir.,* 7 novembre 1891.

4.

La généralisation de la vaccine peut se faire par la voie sanguine, ce qui est très rare, ou par inoculations successives. L'éruption due à ce dernier mode de généralisation se caractérise par trois grands symptômes : 1° développement de nombreuses pustules-filles autour de la pustule vaccinale primitive ; 2° existence de tournioles vaccinales trahissant le rôle des doigts dans la généralisation ; 3° âge variable des éléments éruptifs.

Étude clinique et expérimentale sur un cas d'infection farcino-morveuse chronique, terminée par une poussée de morve aiguë. — (En collaboration avec M. HALLOPEAU). *Ann. de dermatologie et de syphiligraphie,* avril 1891.

Il s'agit d'un cas d'infection farcino-morveuse remarquable par sa longue évolution (6 ans). D'énergiques cautérisations au fer rouge arrêtèrent le cours de la maladie pendant plusieurs années. La reprise des accidents donna lieu à des ulcérations d'aspect syphilitique ; le diagnostic ne put être établi que par les cultures et les inoculations au cobaye et à l'âne.

De l'arrière-gorge et de l'amygdale en particulier, considérées comme portes d'entrée des infections. — *Gaz. des hôpitaux,* 25 janvier 1890.

Dans cette revue, l'étude des différentes infections aiguës ou chroniques montre l'importance du pharynx comme porte d'entrée des germes infectieux et les étapes successives (amygdalienne, ganglionnaire, sanguine) que parcourt l'infection.

La connaissance de ce mécanisme permet de rattacher à leur cause vraie (angine parfois peu intense et méconnue) des accidents viscéraux graves (néphrite, arthrite, orchite, etc.) et montre l'importance thérapeutique de l'antisepsie bucco-pharyngienne.

ÉTUDES SUR LE PIGMENT OCRE

Hématologie et pathogénie du diabète bronzé. — *Soc. méd. des hôpitaux,* 5 février 1897.

Deux observations avec autopsie servent de base à ce mémoire. Dans l'une, l'examen du sang a donné les résultats suivants :

Anémie du premier degré, voisine du deuxième degré, sans leucocytose, sans phlegmasie appréciable ;

Coagulabilité du sang normale ;

Sérum normal ; expérience d'Erlich négative.

Le pigment à l'état libre ou à l'intérieur des globules rouges ou blancs fait constamment défaut dans toutes les préparations.

L'étude complète de ces deux cas et en particulier l'étude histologique de presque tous les organes permet de concevoir comme il suit la pathogénie du diabète bronzé :

1° La destruction des hématies dans les capillaires des parenchymes est le premier phénomène morbide ;

2° Pendant que l'hématolyse se poursuit, le pigment ocre ou ferrugineux résultant de la décomposition de l'hémoglobine fait effort, pour ainsi dire, pour s'éliminer de l'organisme. Il se condense dans les épithéliums des organes sécréteurs qu'il rencontre et les altère. Mais le fer emmagasiné dans l'organisme n'est pas rejeté au dehors en proportion sensible. La bile, en particulier, n'en contient qu'une faible quantité ;

3° Alors la sclérose se développe dans les organes surchargés de pigment, non seulement dans le foie, mais aussi dans le pancréas, les glandes salivaires, le corps thyroïde, etc. Peut-être le diabète n'est-il qu'un phénomène accessoire et inconstant qui n'apparaît qu'au jour où une sclérose prononcée du pancréas s'associe à la sclérose hépatique.

Sur la signification du pigment ocre. — (En collaboration avec M. P. H. Papillon). *Soc. méd. des hôpitaux*, 23 avril 1897.

La surcharge de pigment ocre est consécutive à la destruction exagérée des hématies, mais il faut que l'évolution destructive se poursuive pendant un temps assez long pour que le pigment s'amasse et se condense dans les organes. Une observation personnelle dans laquelle le nombre des globules rouges était tombé, peu de temps avant la mort, à 900 000, a montré que les épithéliums hépatique et rénal étaient infiltrés de pigment ocre ; l'aspect du rein rappelait tout à fait les lésions de l'hémoglobinurie ; la surcharge pigmentaire du foie était semblable à celle que l'on observe dans le paludisme chronique ; or, dans ces deux maladies, il y a manifestement destruction rapide et exagérée des hématies.

A l'appui de cette manière de voir, nous rapportons de nombreuses observations empruntées à Quincke, dans lesquelles une anémie rapide et intense s'accompagnait d'une surcharge de pigment ocre dans divers organes.

De l'imperméabilité aux rayons Rœntgen des organes contenant du pigment ocre. — *Soc. méd. des hôpitaux*, 1897.

En soumettant aux rayons X des fragments de divers organes (foie, corps thyroïde, etc.) surchargés de pigment ocre, j'ai constaté qu'ils étaient plus imperméables à ces rayons que des fragments de même épaisseur pris sur les mêmes organes non pigmentés.

AFFECTIONS NERVEUSES

Contribution à l'étude des accidents réflexes d'origine pleuro-pulmonaire. — *Gaz. hebd. de méd. et de chir.*, 26 mars 1892.

Des accidents nerveux consécutifs à la thoracentèse et à l'empyème. — *Revue de médecine*, juin et juillet 1892.

De l'hystérie pleurale. — *Méd. moderne*, 30 mars 1895.

Pendant le cours d'une pleurésie, qu'elle nécessite ou non une intervention opératoire, peuvent survenir des phénomènes nerveux bizarres, tantôt insignifiants, tantôt mortels à brève échéance.

Parmi ces accidents, les uns analogues à ceux de l'éclampsie urémique, constituent les *grands accidents*; les autres, encore à peu près ignorés, passagers, rapidement curables, mériteraient d'être appelés, par opposition aux premiers, les *petits accidents* nerveux d'origine pleurale.

Les *grands accidents* s'observent, en général, à l'occasion d'une intervention (empyème ou thoracentèse) et l'épanchement est presque toujours *purulent* (40 fois sur 43 observations). L'expression symptomatique est des plus variables : syncope; épilepsie partielle ou généralisée, précédée ou non d'aura; hémiplégie ou monoplégie du côté de la pleurésie; troubles vaso-moteurs, inégalité pupillaire; coma, souvent mortel.

Ces manifestations multiples paraissent causées par une intoxication suraiguë qui n'est pas sans analogie avec l'intoxication hydatique.

Les *petits accidents* se traduisent par le syndrome suivant: 1° hyperesthésie du thorax à localisation exclusive ou prédominante du côté correspondant à l'épanchement, sensation d'engourdissement et anesthésie du membre supérieur ou des deux membres du côté de la pleurésie, avec ou sans modifications des sens spéciaux; 2° paralysie plus ou moins prononcée, ayant pour siège le membre supérieur correspondant à la plèvre malade et pouvant s'étendre au membre inférieur.

Le type monoplégique ou hémiplégique de la paralysie, la superposition de l'anesthésie, l'adjonction de troubles sensoriels tels que l'amblyopie et le rétrécissement du champ visuel du côté atteint d'hémiplégie, enfin les divers stigmates de nervosisme relevés dans les antécédents héréditaires ou personnels de ces malades sont autant d'arguments qui autorisent à mettre ces troubles nerveux sur le compte d'une hystérie symptomatique. L'inflammation de la plèvre fait ici l'office d'un traumatisme qui éveille une hystérie latente.

Hémi-hyperesthésie d'origine hystérique. — *Soc. méd. des hôpitaux*, 15 juillet 1898.

Hystéro-traumatisme interne d'origine hépatique. — (En collaboration avec M. RABÉ.) — *Soc. méd. des hôpitaux*, juillet 1898.

DIVERS

Du myocœdème et de ses modifications chez les cholériques. — (En collaboration avec M. LERMOYEZ). *Gaz. hebd. de méd. et de chir.*, juillet 1885.

Étude sur la contractilité post mortem et sur l'action de certains muscles, d'après des expériences faites sur des cadavres cholériques. — (En collaboration avec M. LERMOYEZ). *Archives de physiologie*, août 1885.

Ce travail, basé sur des expériences faites immédiatement après la mort, comprend deux parties :

La première est réservée : à la description des différentes phases par lesquelles passe la contractilité des muscles volontaires avant de s'éteindre ; à la discussion des causes qui hâtent ou retardent l'abolition des propriétés musculaires ; à l'étude et à l'explication de l'inertie absolue qui frappe les muscles involontaires et les nerfs de cholériques très peu de temps après la mort.

La deuxième partie est consacrée à des expériences de contrôle, entreprises en vue d'élucider l'action de certains muscles, en particulier ceux du larynx, de l'avant-bras et de la main. Notamment pour le larynx, nous avons montré que : 1° l'excitation de la corde vocale supérieure amène non seulement son transport en masse vers l'axe du larynx, mais encore sa tension ; 2° les électrodes, portées sur la partie inférieure des replis aryténo-épiglottiques, provoquent la diminution de capacité des ventricules de Morgagni.

De l'hémoptysie foudroyante par perforation vasculaire chez l'enfant au cours de l'adénopathie trachéo-bronchique. — *Rev. mens. des mal. de l'enfance*, février 1892.

Cet accident, toujours menaçant lorsqu'il existe une caverne ganglionnaire, est cependant très rare. L'observation, qui a servi de point de départ à ce mémoire, est la sixième en date chez l'enfant. A son occasion sont étudiées les conditions anatomiques et les difficultés du diagnostic propres à cette grave hémorragie.

Contribution à l'étude des varices de la saphène interne

(impulsion, expansion, frémissement tactile et souffle au niveau des ectasies). — *Gaz. des hôpitaux*, 5 mars 1889.

Ces phénomènes physiques, dus à l'insuffisance des valvules veineuses, se manifestent surtout dans la dilatation ampullaire de la saphène interne à son embouchure. L'existence d'un frémissement tactile ou d'un souffle, signalé ici pour la première fois, permet de faire le diagnostic avec la hernie inguinale.

De l'insuffisance hépatique. — *Gaz. des hôpitaux*, 27 octobre 1887.

ARTICLES DIDACTIQUES

Manuel de médecine de Debove et Achard.

Articles : *Pneumothorax.*
— *Hydrothorax.*
— *Thromboses et embolies.*
— *Phlébite des sinus.*
— *Sclérodermie.*
— *Trophonévrose faciale.*
— *Muguet.*
— *Typhlite et appendicite.*
— *Lèpre.*
— *Chancre mou.*

Traité de médecine et de thérapeutique de Brouardel et Gilbert.

Article : *Séméiologie générale des maladies des reins.*

Manuel de diagnostic médical de Debove et Achard.

Article : *Examen de la peau et de ses dépendances.*

TABLE DES MATIÈRES